Emil Morsch

HOFFEN, HELFEN, HEILEN

Leukämie geht uns alle an

W0057526

Unter Mitarbeit von Claudia Stursberg

WESTEND

Mehr über unsere Autoren und Bücher:
www.westendverlag.de

Die Deutsche Nationalbibliothek verzeichnet diese Publikation in
der Deutschen Nationalbibliografie; detaillierte bibliografische Daten
sind im Internet über http://dnb.d-nb.de abrufbar.

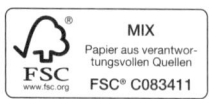

ISBN 978-3-86489-172-4
© Westend Verlag GmbH, Frankfurt/Main 2017
Umschlaggestaltung: Buchgut Berlin
Redaktion: Claudia Stursberg (biografie@claudia-stursberg.de) und
Oliver Domzalski (www.lektorat-domzalski.de)
Satz: Publikations Atelier, Dreieich
Druck und Bindung: CPI – Clausen & Bosse, Leck
Printed in Germany

Inhalt

Für meine verstorbene Frau

Vorwort

Wie aus Trauer ein Hilfswerk wird
von Kurt Beck, Ministerpräsident a. D.

Es ist ziemlich das furchtbarste Erleben, wenn Eltern ein Kind verlieren. Wenn einer Familie – wie beim Tod von Stefan Morsch – der Sohn im Alter von gerade einmal 17 Jahren genommen wird, ist dies ein Ereignis, das tiefe Trauer und blanke Verzweiflung hinterlässt.

»Leukämie« – eine Krankheit, die Bestürzung hervorruft und damals, vor 30 Jahren, einem Todesurteil glich. Heute stellt sie immer noch eine riesige Herausforderung dar; die Chancen aber, Leukämie erfolgreich zu bekämpfen, sind wesentlich größer – auch weil damals, nach Stefans Tod, bei der Familie Morsch nicht die Verzweiflung siegte, sondern sie den Entschluss fasste, Menschen mit dieser beängstigenden Diagnose zu helfen. Die Idee einer Datenbank wurde noch von Stefan selbst entwickelt. Durch seine Bekanntheit, durch Fernsehberichte, Spendenaktionen mit großer Reichweite und Anteilnahme der Bevölkerung konnte die Datenbank für Spender und Empfänger von Stammzellen in die Wirklichkeit umgesetzt werden und entfaltete eine vielfältige, segensreiche Wirkung, die bis heute vielen Menschen das Leben gerettet und das Ertragen der Krankheit und der Behandlung leichter gemacht hat.

Inzwischen haben sich in Deutschland bei verschiedenen Stammzellspenderdateien Millionen Menschen als Stammzell- und Knochenmarkspender gemeldet und fast jedem Leukämie-Patienten damit eine reale Chance auf Heilung gegeben.

Die Stefan-Morsch-Stiftung, die aus Leid und Betroffenheit entstand, ist zweierlei. Einmal gibt sie auf besondere Weise dem Verlust des Sohnes und Bruders einen Sinn. Einen Sinn, der darin bestand und besteht, zu helfen und zu heilen. Der Erfolg der Stiftung trägt entscheidend dazu bei, den Namen und die Erinnerung an

Stefan Morsch zu bewahren. Bei seinen Eltern und Geschwistern ohnehin, aber auch in der Öffentlichkeit, wo die Stiftung nun bereits seit über 30 Jahren ein Signal der Hilfsbereitschaft ist und Erfolge bei der Bekämpfung von Leukämie vorweist, die in höchstem Maße erstaunen und dankbar machen.

Dieser elterliche Kraftakt ist ein Beispiel der privaten Schicksalsbewältigung. Er ist aber auch ein Zeichen sozialer Verantwortung, ein Zeichen von Menschlichkeit und von größter Nächstenliebe. Den Willen zu helfen in eine so große und erfolgreiche Stiftung fließen zu lassen und diese – über 30 Jahre und mit großen Zukunftschancen – wachsen und gedeihen zu lassen zeugt von ganz viel Größe. Eine Größe der gesamten Familie Morsch, aber allen voran von Emil Morsch. Er tut alles dafür – bei jedem neuen Patienten immer wieder mit gleicher Energie und Hingabe –, dass der Krankheit Leukämie nicht erneut ein Mensch zum Opfer fällt. Das, was mit seinem Sohn passiert ist, soll sich nicht wiederholen, dafür gibt er alle Kraft.

Emil Morsch hat sich bewundernswertes Fachwissen in der Medizin angeeignet. Dies, gepaart mit Forschung, der Hilfe ärztlicher Fachkräfte und medizinisch-technischen Anstrengungen hat die Stiftung zum Erfolg geführt. Wenn man sich anschaut, was die Stefan-Morsch-Stiftung alles tut über das bloße Sammeln von Stammzellspendern hinaus, dann kann man sie eigentlich eine Stiftung für Lebensrettung nennen.

Aber es war noch mehr. Da ist einer entschlossen und voller Engagement mit den Fachleuten dieser Welt in Kontakt getreten. Emil Morsch hat sich nicht bremsen lassen, schon gar nicht von bürokratischen oder kaufmännischen Herausforderungen. Er wollte den Erfolg seines und seiner Familie Hilfswerk. Er wollte und will diesen Erfolg um der betroffenen Menschen willen. Sein kommunalpolitisches Talent, sein Engagement in der Sozialdemokratie, all das zeugt von einem rundum der Hilfsbereitschaft verschriebenen Menschen. Aus seinem Mitarbeiterkreis wird seine Fähigkeit bestätigt, mit dem Kopf durch die Wand zu gehen – auch noch mit 74 Jahren. Manchmal sogar gegen jede Argumentation und Wahrscheinlichkeitsrechnung. Schon oft hat ihm das Leben recht gegeben.

Wer heute auf diese Stiftung, auf – ja, im besten Sinne – ein solches Unternehmen blickt, findet Zeugnisse, die von viel Kraft, viel

Willen, viel Durchsetzungs- und noch mehr Überredungsgabe berichten. Mit Letzterer hat Emil Morsch etliche Fachleute überzeugt, zahllose Menschen gewonnen, die die Stiftung begleiten, unterstützen und beraten. Ich selbst freue mich, im Kuratorium einen kleinen Beitrag leisten zu dürfen.

Die Bilanz nach 30 Jahren Stefan-Morsch-Stiftung ist imponierend: eine weltweit vernetzte Datenbank für Spender und Empfänger von Knochenmark- und Blutstammzellen. Blutverträglichkeitsuntersuchungen auf dem neuesten Stand der Technik. Mehr als eine halbe Million Menschen, die Blut spenden und sich als mögliche Spender registrieren lassen. Mit jeder Spende steigt die Möglichkeit, irgendwo auf der Welt einem Menschen gezielt und erfolgreich helfen zu können.

Heute leisten in Birkenfeld 72 Mitarbeiterinnen und Mitarbeiter für die Stiftung engagierte und fachlich höchst qualifizierte Arbeit. Die Stiftung ist vorbildlich geführt und wirtschaftlich bestens aufgestellt, sie hat Zukunft. Vor allem aber, und das hat die 30-Jahr-Feier an der Fachhochschule in Birkenfeld erneut gezeigt: Es weht der Geist der Menschlichkeit und des Helfenwollens durch die gesamte Hilfsorganisation.

Zum Jahresende 2016 hat Emil Morsch die Geschäftsführung und den Vorstandsvorsitz – auf Beschluss der Stiftungsgremien – in die Hände seiner Tochter gelegt. Susanne Morsch wird das Werk der Familie im Sinne des guten Geistes der Organisation fortführen, da darf man gewiss sein. Emil Morsch hat – in bescheidener Weise – für das Kuratorium kandidiert und ist natürlich einstimmig gewählt worden. Sein Rat und seine Erfahrung bleiben der Stiftung also erhalten. Und sollten die »Mühen der Ebene« doch einmal zögerlich machen, genügt ein Blick auf »den Emil« und seine wachen, lebendigen und oftmals spitzbübisch forschen Augen und alle werden wieder höchst agil. Es geht ja um viel. Es geht um Überlebenschancen für Menschen.

Auf die nächsten Jahrzehnte und das Prinzip »Hoffen, Helfen, Heilen«!

Kurt Beck
Ministerpräsident a.D.
im März 2017

1 Stefan Morsch. Seine Geschichte und der Beginn der Stiftung

Wie kann man diese Geschichte erzählen?

Beginnen wir vielleicht so: Alles ist normal. Eine glückliche Familie mit gesunden Kindern. Und dann bricht vollkommen unerwartet ein Unglück herein und versetzt die ganze Familie in einen dauerhaften Schock. Der Sohn wird von einer tückischen Krankheit immer wieder ans Krankenlager gefesselt. Die Familie findet sich irgendwann in einem damals völlig fremden Land wieder, weit weg, jenseits des Ozeans.

Aber gehen wir zunächst zurück in die Jahre 1980, 1981, 1982 ... Mein Sohn Stefan, geboren im September 1967, verbrachte eine normale, glückliche Kindheit in harmonischer Umgebung. Er war ein sportlicher Junge. Im Fußballverein TUS Hoppstädten trainierte er mehrmals pro Woche.

Trotz des großen Altersunterschieds spielte er viel mit seiner acht Jahre jüngeren Schwester Susanne; sie standen sich nahe. Manchmal spielten sie uns Eltern Streiche. So bauten sie mit Zutaten aus Stefans Chemiebaukasten Stinkbomben. Als sie eine in der Gästetoilette platzierten, wussten sie nicht, dass wir Eltern ausgerechnet an diesem Tag Besuch erwarteten ... Oder sie taten so, als verhaue Stefan seine kleine Schwester. Er klatschte sich dazu mit der flachen Hand auf sein Bein, und Susanne schrie laut. Als das gar nicht aufhören wollte, eilte die Mutter empört aus der Küche herbei. Ihre beiden Kinder saßen friedlich da, meterweit voneinander entfernt, und mussten lachen, als sie das verblüffte Gesicht der Mutter sahen.

Gerne kletterten sie auf die Obstbäume, die im Garten wuchsen. Und zuweilen spielte Stefan sogar Fußball mit seiner Schwester und brachte ihr Tricks und Kniffe bei. Sie blickte bewundernd zu ihm auf und bekennt später: »Er war der beste große Bruder, den ich mir nur wünschen konnte.«

Stefan wuchs zu einem hochaufgeschossenen, schlanken Teenager heran; noch war sein Gesicht eher kindlich. Ein freundlicher Junge mit einem liebenswürdigen Lächeln – der bald ein im wahrsten Sinne des Wortes neues Hobby fand. Durch andere Schüler des Gymnasiums in Birkenfeld – dort wo auch die Sängerin Nicole zur Schule ging – machte er Bekanntschaft mit der noch jungen EDV-Technik. Er wünschte sich einen Computer und bekam einen *Commodore 64* von mir. Ich freute mich sogar, dass mein Sohn mir in dieser Technik weit voraus war. Fortan verbrachte er viel Zeit mit den neuen, faszinierenden Gerät. Es gab noch kein Internet, aber auch noch kein Windows oder Apple: keine Benutzeroberfläche, die einem die meiste Arbeit abnimmt. Der Bildschirm sah noch blau aus, mit weißen Buchstaben, ohne hochaufgelöste Bilder und Hunderte von Schriftarten … Stefan lernte eine Programmiersprache, wurde rasch vertraut mit den Tastatur-Befehlen und war bald auf dem Stand der Technik. Es machte ihm sichtlich Spaß, und er freute sich, insbesondere seinem Vater hier etwas beibringen zu können.

Damals war das noch etwas Ungewöhnliches – viele meinten, es lohne nicht, sich damit zu beschäftigen. Dass 15 Jahre später in beinahe jedem Haus ein PC stehen würde, ahnte damals kaum jemand. Stefan beschäftigte sich intensiv auch mit dem Aus- und Zusammenbau der technischen Teile. Wir Eltern interessierten uns zwar wenig für Computer, unterstützten aber Stefans Interesse. Für ihn stand schon jetzt fest, dass er einmal Informatiker oder Mathematiker werden wollte.

Wie alles anfing

1983 im Frühjahr. Zufällig traf ich Stefans Sportlehrer, den wir auch persönlich gut kannten, und er nutzte die Gelegenheit, ein Wörtchen mit mir als Vater zu reden.

»Dem Stefan musst du mal ein bisschen Beine machen.«

»So, wirklich? Warum?«

»Der ist faul geworden. Will sich überhaupt nicht mehr anstrengen, macht nicht richtig mit beim Sport.«

Ich erzählte es meiner Frau Hiltrud, und wir waren uns einig:

Das war wohl eine Pubertätserscheinung. Kommt ja vor bei so jungen Kerlen im Wachstum. Wir sprachen mit ihm.

»Was ist los? Man kennt dich ja kaum wieder. Warum lässt du dich so hängen?«

»Ich weiß auch nicht. Bin einfach immer müde. Habe irgendwie keine Kraft. Alles ist so anstrengend. Und dieses Schwitzen dauernd.«

Immer noch waren wir ahnungslos. Das würde schon wieder vergehen. Faulheit passte gar nicht zu ihm und zu unserer Familie, er bewegte sich eigentlich gern und trieb ja – wie seine jüngere Schwester Susanne recht ehrgeizig – Sport in der Freizeit.

Eines Abends kam Stefan von der Schule heim und hatte starkes Bauchweh. Das ließ nicht nach, sondern wurde schlimmer. (Später erfuhren wir, dass bösartige Zellen sich bei Leukämie auch in der Leber und der Milz sammeln, so dass diese Organe anschwellen, was zu Schmerzen führen kann.)

Stefan hatte die immer mal wieder auftretenden Schmerzen wohl schon eine Weile ertragen und nichts gesagt, er war nicht so ein wehleidiger Typ. Er dachte wie wir auch, das würde sicher wieder weggehen. Wir dachten im Verborgenen so ein bisschen ›Ein Indianer kennt keinen Schmerz‹! Aus heutiger Sicht natürlich falsch, aber wer denkt denn bei Magenschmerzen gleich an eine schwere Krankheit? Bleich war er, das fiel uns auf, und die Apathie nahm zu. Ebenso ließen die Schmerzen nicht nach, Schweißausbrüche kamen hinzu und schließlich auch Fieberschübe.

So gingen wir, als die Schmerzen so heftig auftraten, mit ihm zu unserem Hausarzt Dr. Klaus Hoebbel. Ein sehr erfahrener Allgemeinarzt, er kannte Stefan schon seit seiner Hausgeburt. Wir hatten volles Vertrauen zu ihm. Zu Recht, wie sich zeigte, denn er reagierte absolut richtig. Er untersuchte Stefan, fand keinen Entzündungsherd und veranlasste deshalb ein Differentialblutbild. Das Ergebnis war nicht so gut – einige Werte lagen außerhalb der Norm. Unser Hausarzt ahnte Böses bei der stark erhöhten Zahl der weißen Blutkörperchen (40 000 Leukozyten) und überwies Stefan in die Universitätsklinik des Saarlandes in Homburg. Aber er beruhigte uns – trotz seiner Vorahnung – zunächst:

»Das kann trotzdem eine starke Entzündung sein, eine Erkältung oder Blinddarm zum Beispiel, regt euch mal nicht auf.«

Stefan wurde stationär aufgenommen, weiter untersucht, und nach einigen Tagen bekamen wir die niederschmetternde Diagnose.

Stefans Bauchweh war keine Blinddarmentzündung, es war alles andere als harmlos. In seinem Blut befand sich eine große Zahl von Blasten. Was bedeutete das? Blasten nennt man unreife, schädlich gewordene Blutzellen (Genaueres dazu im Kapitel 2), die sich schnell sehr stark vermehren, sich über das Blut im Körper verteilen und das Immunsystem zerrütten. Stefan hatte Leukämie, und zwar eine bei jungen Menschen seltene, aber besonders aggressive Form. Es handelte sich um chronische myeloische Leukämie (CML), die sonst fast nur ältere Menschen bekommen. Stefans Leukämiezellen zeigten das *Philadelphia-Chromosom*, eine für diese Krankheit charakteristische Chromosomen-Veränderung.

Ich versuchte, meine Frau zu beruhigen: »Die Medizin ist heute schon sehr weit. Die werden das schon wieder hinkriegen.«

Die Suche nach Auswegen

Aber das Nächste, was uns die Ärzte sagten, klang leider ganz anders. Eine medikamentöse Behandlung, die die Krankheit besiegen könne, gebe es nicht.

Die einzige Möglichkeit der Heilung sei eine Transplantation von Knochenmark. Diese Technik gab es damals schon – allerdings ausschließlich mit Spendern, die sowohl mit dem Patienten verwandt als auch »genetisch kompatibel« waren, wie man das nennt. Die Blutgruppe war nicht entscheidend. (Anmerkung: In diesem Buch werden Stammzell- oder Knochenmarkspender immer als »Spender« bezeichnet; finanzielle Wohltäter werden aus Gründen der Unterscheidbarkeit stets als »Geldspender« oder »Gönner« bezeichnet.)

Natürlich ließen meine Frau, unsere gemeinsame Tochter und ich uns sofort untersuchen: Waren wir als Familienspender geeignet? Man nennt diese Feststellung der Gewebemerkmale (HLA-Daten) ›Typisieren‹. Leider passten weder unsere noch die genetischen Merkmale von Stefans Halbgeschwistern zu den seinen. Man hatte mich schnell mit diesen Tatsachen vertraut gemacht. Wir alle, so erfuhren wir tief betroffen, waren absolut nicht als Spender geeignet.

Wie kann das sein, dass in einer relativ großen Familie niemand als Spender passt?

In meinen Vorträgen mache ich das bis heute so deutlich: Es gibt die sogenannten HLA-Merkmale im Blut. Jeder Mensch erbt diese Merkmale je zur Hälfte vom Vater und von der Mutter. Zwei Geschwister können jeweils genau die gegensätzlichen 50 Prozent erben, sie haben dann keine Übereinstimmung in den HLA-Merkmalen. So ist es übrigens bis heute bei mehr als zwei Dritteln aller Leukämie-Patienten. Sie haben entweder keine Geschwister (die 1,35 Kind-Ehe in Deutschland), oder diese sind eben nicht kompatibel. Deshalb sind die weltweit vorhandenen Spenderdateien so wichtig.

Die Ärzte konnten Stefan zunächst nur Medikamente geben, die sein Leben verlängerten und seine Lebensqualität verbesserten.

»Machen Sie ihm noch ein paar schöne Wochen«, sagten sie. »Fahren Sie mit ihm in Urlaub und genießen Sie die Zeit miteinander.«

Wir gaben die Hoffnung zwar nicht auf, befolgten aber den gutgemeinten Rat. Als Ziel der Erholungsreise wählten wir Kreta, das ich als meinen Einsatzstandort bei der Bundeswehr kannte, und verbrachten dort einen Familienurlaub. Stefan wurde von Ärzten der Bundeswehr betreut, daher konnten wir einigermaßen entspannt sein. Wir achteten darauf, dass er nicht zu viel Sonne bekam, aber den Urlaub konnte er trotzdem ein wenig genießen. Und er bekam regelmäßig seine Medikamente, die fürs Erste halfen.

Trotzdem saß uns natürlich die ganze Zeit die Angst im Nacken. Bis zu Stefans Diagnose hatten wir keine Ahnung gehabt, was Leukämie genau ist. Plötzlich, von einem Tag auf den anderen, war unser Familienglück bedroht. Alles war anders.

Die Chancen waren sehr gering. Kein Arzt hielt eine erfolgreiche Behandlung für möglich. Wir waren verzweifelt. Aber wirklich glauben konnten wir nicht, dass das Todesurteil für unseren Sohn so plötzlich und endgültig gesprochen sein sollte. Und ans Aufgeben dachte bei uns niemand.

Das ist wohl eine Sache der Mentalität. Man sagte uns, unser Sohn habe praktisch keine Überlebenschance, aber wir konnten das nicht akzeptieren. ›Geht nicht gibt's nicht‹, das war unsere Devise bis zuletzt.

Die entscheidende Entdeckung machte ich jedoch zufällig – wenn man von Zufall reden will.

Doch ein Fremdspender?

Auf dem Rückflug von einer Wehrübung als Reserveoffizier auf Kreta las ich in einer Illustrierten einen Bericht über eine achtjährige Leukämie-Patientin, die eine Knochenmark-Transplantation von einem nicht verwandten Spender bekommen hatte. Eine Londoner Organisation, die *Nolan Laboratories/Nolan Registry*, wurde darin erwähnt. Dort führte man eine Liste mit etwa 50 000 Personen, die möglicherweise auch als Spender für Knochenmark geeignet sein konnten.

Zu Hause angekommen, besprach ich die neue Möglichkeit mit meiner Frau. Auch sie meinte, genau wie ich: »Einen Versuch ist es wert!«

So flog ich mit Unterstützung der deutschen Luftwaffe sofort von Köln-Wahn zum Luftwaffenstützpunkt Cottesmore in England und reiste von dort mit der Bahn weiter nach London.

Das Gespräch mit dem Leiter der Nolan Laboratories verlief unerwartet sehr erfolgreich. Vorher hatte man mir gesagt, die Spenderbank sei eigentlich für anderes vorgesehen, außerdem stehe sie für Ausländer nicht offen. Deutsche hätten sie bisher noch nie in Anspruch genommen. Ich versuchte es einfach trotzdem, und als man dort Stefans Geschichte hörte, schlug die Stimmung sofort um, und man begann mit einer Spendersuche. Dabei war die Unterstützung der amerikanischen Luftwaffe vom Stützpunkt Ramstein aus sehr hilfreich. Chief Pfauntsch transportierte im Auftrag des dortigen Kommandeurs die Blutproben von Stefan als echten Hilfsflug kostenfrei und schnell nach England, wo sie mit den vorhandenen Spender-Daten verglichen wurden.

Tatsächlich ist diese Spenderbank seitdem auch für Nicht-Briten nutzbar.

Die Chance, einen geeigneten Spender für Stefan zu finden, lag damals statistisch bei 1:700 000.

Aus den etwa 50 000 potentiellen Spendern wurden zunächst 94 Personen ausgewählt. Mit der – damals noch einfacheren – serologischen Methodik fand man heraus, dass deren Gewebemerkmale in drei der vier Genorte, die für eine Transplantation notwendig waren, übereinstimmten. (Heute gelten zehn von zehn übereinstimmende HLA-Werte als optimal.)

Durch genauere Untersuchungen in deutschen Laboratorien sollte dann die Anzahl der möglichen Spender weiter eingegrenzt werden. Dafür mussten die Blutproben rasch und zuverlässig nach Deutschland transportiert werden – und zwar ausgerechnet am 24. November 1983, dem Thanksgiving Day. An diesem Tag gab es keine Flugbereitschaft. Da spendeten die Mitglieder der 7th AD spontan den Betrag, der notwendig war, um die Blutproben kommerziell vom Flughafen London-Heathrow nach Frankfurt zu fliegen.

Im Verlauf der Untersuchungen zeigte sich, dass für Stefan eigentlich nur drei Spender in die engere Auswahl kamen. Ausgewählt wurde schließlich Terence Bayley, der in einer Anwaltskanzlei in der Nähe von London arbeitete. Er war auch sofort bereit, sein passendes Knochenmark zur Entnahme bereitzustellen. Tatsächlich war nun also ein geeigneter Spender gefunden!

Es war eigentlich wie ein Wunder. Heute hat man bei der Suche eine viel größere Anzahl von möglichen Spendern. Aber damals gab es tatsächlich nur diesen einen perfekt passenden Spender für Stefan.

Den Moment, als ich das erfuhr und der Familie am Telefon sagen konnte … den vergesse ich nie!

Erneut wurde ich in einer Bundeswehrmaschine nach England mitgenommen, vom Militärflughafen Cottesmore ging es wieder mit der Bahn nach London.

Zum besseren Verständnis muss an dieser Stelle noch erwähnt werden, dass ich als Beamter der Bundeswehrverwaltung beihilfeberechtigt war – die Flugkosten waren vom Bundesministerium der Verteidigung zu tragen. Die Mitnahme in Bundeswehrmaschinen, die ohnehin nach England flogen, war also eine Maßnahme zur Kostenersparnis. Anders verhielt es sich mit den Amerikanern in Ramstein: Das waren echte Hilfsflüge, die im Rahmen der Partnerschaft mit der 2. Luftwaffendivision in Birkenfeld kostenfrei durchgeführt wurden. Dafür bin ich bis heute dankbar.

In London gab es noch eine heitere Begebenheit: Ein Stabsoffizier und Freund von mir war mitgekommen, um mich zu unterstützen. Um Kosten zu sparen, hatten wir überlegt, bei der befreundeten englischen Army um Quartier zu bitten. Wir fanden im Telefonbuch »Army« und fuhren dort hin. Was wir vorfanden, war eine Massenunterkunft für 30 Leute. Nicht ganz so preisgünstig, aber immer noch sehr billig war das Zimmer für sechs Personen. Wir wunderten uns ein bisschen. Dann entdeckten wir, was da im Telefonbuch noch gestanden hatte:»Army ... Salvation« – wir waren bei der Heilsarmee gelandet ...

Wir nahmen uns dann doch ein Hotel.

Dreimal null ist null

Ich kehrte nach Hause zurück, um Stefan zu weiteren Voruntersuchungen und zu letzten Gesprächen im Londoner Hammersmith-Hospital abzuholen.

Professor J. M. Goldman und Professor Gordon Smith waren die Ärzte, mit denen wir zu tun hatten. Professor Goldman hatte zunächst eine verständliche Reserviertheit gegenüber Deutschen zu überwinden, da seine Familie in der Nazizeit aus Deutschland emigrieren musste. Im Gespräch mit mir zeigte er sich nach kurzer Zeit offen und hilfsbereit, was ich bewunderte. So konnte ich ihn geradeheraus fragen:

»Wie ist der Zeitfaktor? Wie schnell muss ich handeln?«

Stefan saß neben mir und hörte zu. Ich wusste nicht, wie viel er von dem auf Englisch geführten Gespräch verstehen konnte.

Der Professor sagte:

»Ohne diese Behandlung wird Stefan in drei Monaten nicht mehr am Leben sein. Da es um sein Leben geht, müssen Sie ihn in die Entscheidung einbeziehen und ihn mit entscheiden lassen, ob er das Wagnis einer Knochenmark-Transplantation mit einem Fremdspender eingehen will.«

Da geschah etwas Unvorhersehbares, für mich unfassbar. Stefan gab mir ohne weiteren Kommentar folgende Erklärung:

»Aber das müssen wir doch machen, oder? – Ihr habt bisher ja gut für mich gesorgt, dann werdet ihr auch jetzt die richtige Entscheidung treffen. Papa, und eines weißt du ja auch: *Drei mal null ist null.* – Und wenn ich nur zehn Prozent Chancen bei der Transplantation hätte, dann wäre das doch mehr als null.«

Mir wurde eiskalt, als Stefan die schockierenden Worte des Arztes auf diese mathematische Weise ausdrückte. Wie sachlich und nüchtern er das sagte – es verschlug mir die Sprache. Nebenbei wurde mir klar, dass er die Sätze des Professors auf Englisch sehr gut verstanden hatte. So war mir die schlimme Aufgabe abgenommen, ihm den Zustand und die Folgen seiner Erkrankung zu erklären.

Die Erkenntnis, was für einen reifen und vernünftig denkenden Sohn wir hatten, war für uns Eltern verblüffend und wühlte uns auf. Aber nun war es entschieden, und das war gut so.

Als medizinisch geklärt war, dass Terence Bayley unser Spender werden konnte, kam jedoch noch ein äußerst schwieriger Part: Es musste auch juristisch alles wasserdicht gemacht werden. So machte ich die Bekanntschaft einiger ehrwürdiger englischer Notare und Anwälte, ich nannte sie ›Lordanwälte‹, die sich nun einschalteten. Das war eine erstaunliche Erfahrung. Die meisten dieser ehrwürdigen Herren waren wohl über 80 Jahre alt, und das Gespräch mit ihnen in den traditionsgesättigten, altehrwürdigen Kanzleiräumen war sehr beeindruckend. Sie hatten die Aufgabe, Risiken für den Spender abzusichern. Wie schützt man das Leben des Spenders? Diese Fragen waren ja alle neu, und alles hörte sich auch einleuchtend an. Dann kam das Gespräch darauf, was das alles kosten sollte – und das war der nächste Schock. Plötzlich tauchte die Summe von 600 000 Mark auf, die wir als Lebensversicherung für den Spender aufbringen sollten. Man hatte ja keinerlei Erfahrung mit diesem Verfahren und wusste nicht, ob und wie gefährlich die Knochenmark-Entnahme für den Spender sein könnte. Aber für uns standen die Anwälte plötzlich als ›Verhinderer‹, wie wir sie auch nannten, dem Ganzen im Wege.

Wir waren sehr entmutigt. ›Dreimal null ist null‹ war Stefans Perspektive, die Rettung war möglich geworden, und nun warfen diese Leute uns erneut Knüppel vor die Füße.

Nachdem ich mich kurz danach mit Stefan wieder zu einer Voruntersuchung im Londoner Krankenhaus eingefunden hatte, befand sich der Spender, Terence Bayley, zufällig ebenfalls dort. So lernten wir uns vorher kennen, obwohl das gar nicht so geplant war – er und ich oder Stefan sollten eigentlich keinen persönlichen Kontakt haben. Heute wäre so etwas ausgeschlossen. Aber damals musste ich die Gelegenheit einfach nutzen. Ich wartete einen Moment ab, und als niemand es mitbekam, ging ich hinüber zu Terence und stellte mich vor: »So ist die Lage …«

Wir verstanden uns auf Anhieb. Unser Gespräch verlief menschlich und freundlich.

»Wir haben das Problem mit dem Anmelden – die Anwälte fordern ...«

Da sagte Terence Bayley:

»Nur die Ruhe. Machen Sie sich keine Sorgen, an mir wird es nicht scheitern. Ich werde in die USA kommen, notfalls auf eigene Kosten. Und notfalls machen wir das inoffiziell, an den Anwälten vorbei. Wenn ich da bin – bin ich da! Ob die das wollen oder nicht! Sie können sich auf mich verlassen.«

Das war einfach großartig von ihm, und ich werde es nie vergessen. Später haben wir ihn zu uns nach Hause eingeladen. Er war eine Woche zu Gast bei uns in Hoppstädten und fühlte sich in unserer Gegend äußerst wohl. Ein patenter Kerl, wie man so schön sagt. Leider ist er allzu früh verstorben – keineswegs an den Folgen der Knochenmarkspende, versteht sich.

Parallel zur Spendersuche in England hatten wir uns auf eine weitere Suche begeben: nach einer Klinik, welche die Transplantation mit einem Fremdspender auch durchführen konnte und wollte. So eine Klinik gab es weder in England noch in Deutschland, ja ganz Europa nicht. Da diese Methode noch ganz in den Anfängen steckte, war sie eigentlich noch unbekannt. Niemand glaubte hier an einen Erfolg, und deshalb wollte auch niemand diesen ersten, scheinbar zum Scheitern verurteilten Versuch machen. Dr. Gordon Smith und Dr. Goldman sagten: »Wir helfen Ihnen gerne, aber transplantieren werden wir nicht.« Dabei würde ich aus heutiger Sicht sagen, dass die englische Klinik medizinisch dazu in der Lage gewesen wäre, ja sogar prädestiniert für solche Fälle. Aber sie wollten es zu dem Zeitpunkt einfach nicht wagen.

Wir recherchierten und telefonierten unzählige Male auf der Suche nach dem besten Zentrum weltweit. Wir fanden es in den USA, in Seattle: das Fred Hutchinson Cancer Research Center (FHCRC), weltweit anerkannt und damals das einzige Krebszentrum, das diesen Weg bei Leukämie-Erkrankungen beschritten hatte. Dort hatte man Transplantationen mit Fremdspendern versucht, die sogenannte allogene Stammzell-Transplantation (von griechisch *allos* – ›fremd‹). Zwei Patienten waren bald danach verstorben.

Der US-Mediziner und spätere Nobelpreisträger Prof. Donall Thomas und sein Team, die Pioniere auf dem Gebiet der Knochenmark-Transplantation mit Familienspendern, waren letztlich bereit, Stefan zu behandeln. Wir verstanden uns von Anfang an ausgezeichnet. Dazu trug natürlich auch bei, dass am FHCRC auch zwei renommierte deutsche Ärzte arbeiteten: Prof. Dr. Rainer Storb und Prof. Dr. Joachim (John) Deeg.

Viel Hoffnung wollten sie uns allerdings nicht machen. Stefan war ihr letzter Versuch, wie sie uns sagten. Würde die Stammzell-Transplantation bei ihm nicht gelingen, würde man das Verfahren wieder aufgeben. Das wussten wir vorher.

Wer hat schon eine Million?

Wir konnten aufatmen, jedoch nur kurz. Stefans Krankheit kam in ein kritisches Stadium – war es schon längst –, und die Transplantation musste so schnell wie möglich durchgeführt werden. Sowohl die Beihilfestelle des Arbeitgebers als auch die Restkostenversicherung weigerten sich, eine Kostenzusage zu erteilen, denn die Fremdspender-Transplantation galt zum damaligen Zeitpunkt nicht als gesicherte Heilmethode. 100 000 US-Dollar (damals etwa 350 000 D-Mark) sollte die Vorauszahlung zur Transplantation kosten. Und bevor wir überhaupt einen Termin in Seattle erhalten würden, mussten wir eine Kaution in dieser Höhe aufbringen.

Dazu kamen noch unter anderem die Kosten für die Lebensversicherung des Spenders.

Sollte an diesen hohen Summen alles scheitern? Wir hatten bereits alle Möglichkeiten ausgeschöpft, um die Transplantation irgendwie zu finanzieren. Unser Haus war »bis unters Dach« mit Hypotheken belastet.

Ich hatte bis dahin ein eher beschauliches Beamtenleben gehabt, engagierte mich daneben aber auch in der Politik. Dadurch war ich recht bekannt, und das wirkte sich nun in unerwarteter Weise positiv aus.

Der Spender war also gefunden, ebenso eine Klinik. Nun traten aber, wenige Tage vor der geplanten Abreise in die USA, diese unüberschaubaren finanziellen Probleme auf.

Unsere Familie stand vor astronomischen Kosten, die innerhalb weniger Tage aufgebracht werden sollten. Der Bürgermeister unserer Verbandsgemeinde, Erich Mörsdorf, wusste von unserer Situation und sorgte dafür, dass das Problem in kürzester Zeit bekannt wurde – damals ja noch ohne digitale Kommunikationsmöglichkeiten. In einer konzertierten Aktion informierte er die Presse und begann mit Spendenaufrufen.

Und dann geschah etwas Unglaubliches. Die Menschen begannen zu spenden. In sehr kurzer Zeit kamen über 800 000 Mark zusammen. Es wurde alles im Fernsehen übertragen. Zudem leisteten der Mittelrhein-Verlag (*Rheinzeitung*), der Südwestfunk und der Saarländische Rundfunk (Fernsehen) eine hervorragende Arbeit und einen effektvollen Beitrag zu einem solch tollen Ergebnis. Das ganze Gebiet rheinaufwärts, dazu Rheinland-Pfalz und das Saarland standen plötzlich hinter der Sache. Es war eine richtige Welle von Hilfsbereitschaft, um das Leben des Jungen zu retten. Am Geld sollte es jedenfalls nicht liegen.

Wir haben das zu Hause nicht unmittelbar erfahren. Aber Folgendes hat mir eine frühere Mitarbeiterin der Bayerischen Vereinsbank, Frau Ursel Schwinn, erzählt, die ich kürzlich traf und die damals bei einer Bank tagelang fast nur noch mit der Bewältigung der Spendenaktion beschäftigt war.

»So viel haben wir selten geschafft in der Bank. Die Menschen haben draußen vor der Bank Schlange gestanden, um ihre Spende einzuzahlen. Ältere Frauen spendeten einen Teil ihrer kleinen Rente. Was mich am meisten berührt hat, waren kleine Kinder, die mit ihrer Sparbüchse vor mir standen, sie auskippten und alles spenden wollten für Stefan.«

Wir waren fassungslos vor Dankbarkeit. Aber zugleich musste es vorangehen. Wir konnten nun tatsächlich die Kaution an die Klinik in Seattle überweisen und die Flüge buchen.

Am Flughafen verabschiedete uns ein großes Medienaufgebot. Die Aufnahmen des Fernsehens kann man heute auf der Homepage unserer Stiftung sehen. Stefan wurde gefragt, ob er aufgeregt sei und ob er Angst habe. Ihm lag dieser Rummel nicht so, aber er antwortete geduldig:

»Ja, ich bin schon etwas aufgeregt. Aber ich bin auch froh, dass es nun endlich losgeht.«

Wir Eltern waren voller Aufregung und Angst und versuchten, es nicht zu zeigen. Aber die Kinder bekamen es natürlich doch mit.

Der Flug verlief unspektakulär: Freie Plätze in der Boeing der Bundeswehr nutzten wir wieder kostenfrei bis Washington, von dort aus ging es mit einer Linienmaschine weiter nach Seattle. Stefan wurde jeweils vom Flugkapitän der Maschine zeitweise ins Cockpit eingeladen. Er war dort besser vor Infektionen geschützt, und natürlich war das für ihn auch interessant – es war sein erster und leider auch sein letzter Flug. Einige Fluggäste hatten den Rummel am Flughafen Köln-Wahn mitbekommen und waren natürlich neugierig auf den sympathischen Jungen und den Sinn und Zweck seines Mitfluges. Am SeaTac-Flughafen in Seattle empfing uns ein Blitzlichtgewitter.

Pionierarbeit in Seattle

Don Thomas – Nobelpreisträger, Freund und Helfer

Auch die Krankenversicherung bekam nun Druck durch die Berichterstattung in den Medien und erklärte sich zur Kostenübernahme bereit, als wir bereits in den USA waren. Nun stand Stefans Transplantation auch insoweit nichts mehr im Wege. Der ärztliche Leiter des FHCRC war der allseits anerkannte Mediziner MD Donnall Thomas. Wie erwähnt, standen mit Professor Storb und Professor Deeg unter anderen auch zwei deutsche Mediziner in vorderster Reihe.

E. Donnall Thomas hat im Jahre 1990 zusammen mit Joseph E. Murray den Nobelpreis für die Entdeckung und erfolgreiche Durchführung der neuen Heilmethode erhalten.

Aber jetzt, 1984, wusste man nicht, ob es gelingen würde, und man war, wie erwähnt, äußerst skeptisch wegen der beiden bereits fehlgeschlagenen Versuche. Es gab sehr viel, was man nicht wusste – vor allem was die Immunabwehr des Patienten betraf. Was man heute *Graft-versus-Host-Disease* nennt, also die aggressive Wirkung der fremden Stammzellen auf den Körper des Transplantierten, begann man damals gerade erst zu erforschen.

Stefan war der erste Europäer, bei dem eine Transplantation mit dem Knochenmark eines nicht verwandten Spenders durchgeführt wurde.

Er war sozusagen Versuchsobjekt, so seltsam das auch klingt, oder auch Pionier.

Unsere Familie hatte ein ausgesprochen gutes und vertrauensvolles Verhältnis zu den Ärzten und dem Pflegepersonal. Später hat Professor Thomas uns mit seiner Frau hier in Birkenfeld für eine Woche besucht. Bei anderer Gelegenheit kam es auch zu einem Treffen in St. Petersburg in Russland.

Stefans Schicksal – eine öffentliche Familienangelegenheit

Am Tag X wurde Stefan schließlich zur Transplantation vorbereitet – und Hiltrud und ich warteten im Sorrento Hotel auf den Spender.

Aber er kam nicht. Und er kam nicht. Und so oft wir auch zur Uhr und zum Hoteleingang schauten, er kam nicht ...

Und er war auch nicht zu erreichen – Mobiltelefone gab es ja noch nicht. Wir waren in höchster Anspannung. Oder wenn ich es so im Bundeswehrjargon nennen darf, uns ging die Muffe 1:1 000.

Wo war Terence? Würde er kommen, wie er versprochen hatte? Was konnte ihn aufhalten? Hatte er es sich anders überlegt? Aber er hatte mir doch im Gespräch zugesichert, dass er Stefan helfen wollte! Ich vergesse nie, wie wir in diesem Hotel abwechselnd auf der Fensterbank saßen und nach unten auf den Eingang des Hotels und auf den Parkplatz starrten, ob da endlich der Lebensretter vorfahren oder sich zeigen würde. Die ganze Klinik forschte nach ihm. In London war er abgeflogen – das konnten wir erfahren.

Man konnte auch nicht einfach abwarten. Das harmlos klingende Wort »vorbereitet« bedeutet in Wirklichkeit eine tödliche Gefahr. Genaueres dazu finden Sie im Kapitel 2 über die Leukämie und ihre Behandlung. Der Patient wird mit einer Kombination aus Ganzkörperbestrahlung und Chemotherapie auf die Transplantation vorbereitet, indem sein Immunsystem, das leider nur noch diese kranken Blutkörperchen produziert, vollkommen ausgelöscht und zerstört wird. Nur dann kann es, so der Wissensstand damals, durch die transplantierten, gesunden Blutzellen ersetzt werden.

Das hatte man mit Stefan also gemacht und ihn in den »Virgin-Raum« gebracht. Chemotherapie, Bestrahlung …

Durch die Transplantation erhält der Patient dann ein neues Immunsystem, aber das muss rasch wieder aufgebaut werden. Ohne kann man nicht überleben. Der Patient darf nun keine Infektion mehr bekommen. Auch nicht den kleinsten Schnupfen, denn der Körper kann sich ja nicht mehr wehren – kein Immunsystem mehr vorhanden. Das Zeitfenster ist sehr klein, wenige Tage.

Dieses Warten war wirklich sehr belastend. Wir, aber auch die Klinik riefen überall an. Aus England wurde uns mehrfach versichert: Nein, er ist in den USA!

Wir durften ja offiziell keinen direkten Kontakt mit dem Spender haben. Aber die Mitarbeiter im Krankenhaus riefen ständig in unserem gemeinsamen Hotel an, denn die Ärzte warteten genauso dringend auf ihn. Er war einfach nicht zu erreichen. Wir wissen bis heute nicht, was damals schiefgegangen ist – ob man ihn nicht rechtzeitig benachrichtigt hatte oder ob er nicht wusste, wie wichtig sein rechtzeitiges Erscheinen war. Fragen über Fragen. Aber für uns vor Ort war es einfach nur eine schlimme Zeit. So viele Hindernisse waren überwunden worden – und nun das.

Später stellte sich heraus: Terence war von einer Organisation – bei uns heißt so etwas Rechtsanwaltskammer – zu einem Vortrag eingeladen worden, und dort saß er. Leider hatte er niemanden darüber informiert und war natürlich nicht zu erreichen.

Irgendwann erschien er dann in der Klinik, und wir wurden sofort telefonisch benachrichtigt, dass die Transplantation beginnen konnte. Ein Stein fiel uns vom Herzen. Wir fielen uns in die Arme und haben erst einmal ein Gläschen Sekt getrunken! Endlich war die Warterei zu Ende!

Aber nun begann sofort eine andere Art der Anspannung.

Die Transplantation wurde planmäßig am 31. Juli 1984 durchgeführt. Das Fernsehen war dabei. Die Dinge wurden anders praktiziert als heute. Man wusste ja vieles noch nicht. Es gab keinen gewohnten, immer gleichen Ablauf wie heute. Wir besitzen Foto-Aufnahmen, die zeigen, wie Stefan auf dem Klinikbett in den OP gerollt wurde – das würde man alles heute nicht mehr so machen.

Nach der Knochenmark-Transplantation ging es Stefan bald besser. Das Transplantat wuchs an, und bald begann ein neues blutbildendes System bei ihm zu wachsen. Wir wurden informiert, wie sich das Blutbild veränderte: An einer Pinnwand auf der Transplantationsstation konnten die Eltern der Kinder mitverfolgen, wie der jeweilige Stand der Leukozyten einzuordnen war.

Viele Leute haben uns später gefragt, warum Stefan in den USA so oft im Fernsehen zu sehen war. Auch die heimische Presse berichtete und begleitete uns immer. Das Interesse und die Unterstützung der Bevölkerung rissen zu keinem Zeitpunkt ab. Fernsehteams kamen teilweise täglich und wollten den neuesten Stand. Sie fragten jedes Mal vorher, ob er sich stark genug dafür fühlte. Stefan mochte den ganzen Rummel um seine Person immer noch nicht, er war einfach nicht der Typ für das Rampenlicht.

Wir erklärten ihm, dass viele an der Spendenaktion in Deutschland teilgenommen hätten und nun natürlich wissen wollten, ob der Junge auch geheilt wird. Wenn wir gegenüber der Öffentlichkeit nicht offen gewesen wären, wäre es wahrscheinlich nicht zu seiner Heilbehandlung gekommen. Wir haben ihm das immer wieder vor Augen gehalten und gesagt:»Stefan, sei aufgeschlossen, es geht jetzt um dein Leben!«

Abends erschien in den Nachrichten dann das Bild von dem deutschen blonden Jungen, an dessen Schicksal viele Menschen auch in den USA großen Anteil nahmen:»Oh, es geht ihm gut, really good news.« Und es gab ja verschiedene Perioden, in denen es ihm schlecht und sehr schlecht ging. Dann weinten die Menschen im Fernsehen und auch manche, als sie das in den Nachrichten mitverfolgten.

Wenn es ihm nicht gut ging, dann informierten wir die Fernsehteams, und von den meisten Teams wurde dann entsprechend Rücksicht genommen. Besonders eine Reporterin, Kathy Marshall, ist mir positiv in Erinnerung geblieben. Sie kam mit ihrem Team und begann, die Aufnahmegeräte aufzubauen. Wenn wir sagten: ›Heute geht es ihm wirklich nicht gut, bitte nehmen Sie Rücksicht‹, dann antwortete sie: ›Oh, sorry, alles klar‹, und sie bauten alles wieder ab. Frau Marshall schickte übrigens im September 2016 eine Grußbotschaft an unsere Stiftung und erinnerte an die Zeit vor 30 Jahren. Meine Tochter Susanne und ich glaubten, alles sei wieder gegenwärtig; wir waren zu Tränen gerührt.

Drei Tage vor Stefans Transplantation, am 28. Juli 1984, hatten die Olympischen Sommerspiele in Los Angeles begonnen. Stefan wollte das Ereignis gern verfolgen, aber man konnte damals nicht überall fernsehen. Da boten ihm die Fernsehleute an, bei ihnen am Geschehen teilzunehmen – sie hatten ja die richtigen Antennen.

»Papa, ich mach dir das!«

Die Situation war für uns extrem anstrengend. Das große öffentliche Interesse freute uns natürlich, weil es in dieser schwierigen Zeit auch geholfen hat. Aber das musste auch alles bewältigt werden – die ganzen Zeitungen und Zeitschriften, Kameras, Pressekonferenzen und Post aus dem In- und Ausland.

Vor allem war da natürlich die riesige seelische Belastung, die schreckliche Angst vor dem Unvorstellbaren. Davor, Stefan zu verlieren. Es quälte uns die ganze Zeit, teils unterhalb der Bewusstseinsschwelle, aber immer furchtbar real. Da saß ich nun und wurde vor laufenden Fernsehkameras und einem Pressepulk gefragt, ob und wie ich denn jetzt weitermache.

Was meinten die Leute mit Weitermachen?

Ob ich mich auch um andere Patienten kümmern würde. Viele Leukämiekranke waren durch uns auf die neue, lebensrettende Möglichkeit aufmerksam geworden. Sie fragten bei uns telefonisch und brieflich an, was sie tun könnten und sollten, an wen sie sich wenden könnten. Es waren alles verzweifelte Leute genau so wie wir. Die weist man nicht leichten Herzens ab. Und so steckte ich plötzlich und unerwartet in einer anderen Rolle. Und war dadurch stark abgelenkt.

Diese Angst und Sorge, dieses hilflose Mitleid mit einem geliebten Menschen, der entsetzlich leidet, das verbindet einen ja mit anderen, denen es genauso geht. Wer das nicht erlebt hat, kann es nicht nachvollziehen, es ist etwas sehr Starkes.

Spender! Ja, natürlich muss man Spender gewinnen. In Deutschland wären sicher viele bereit, sich zu melden, aber wo? Es gab weltweit im Jahr 1984 keine Spenderdatei für Knochenmarkspender! Die müsste erst mal aufgebaut werden!

Und da gab es diesen unglaublichen Moment. Einen Gänsehautmoment. Der Moment, der uns seither immer weitermachen lässt, nun über 30 Jahre lang, und der etwas Erstaunliches hat entstehen lassen.

Ich saß an Stefans Bett und wurde von verschiedenen Leuten immer wieder mit dieser Frage konfrontiert. Wo sollte ich denn die Kraft für so eine riesige Aufgabe hernehmen, zusätzlich zu allem anderen, das uns so maßlos belastete?

Da griff Stefan ein. Er sagte diesen einen Satz:

»Papa, ich mach dir das doch alles.«

Er meinte: mit dem Computer. Das war ja sein Gebiet, er war voll auf dem Wissensstand der Entwicklung, kannte sich wirklich gut aus. Anders als ich damals.

Was sollte ich da sagen? Ich war eigentlich überhaupt nicht geneigt, diese Aufgabe zu übernehmen. Alles, was ich wollte, war, unseren Sohn durchzubringen. Eine Autorität zu werden in Fragen der Stammzell-Transplantation oder der Typisierung von Fremdspendern, neben Professor Shraga Goldmann in Ulm und Professor Grosse-Wilde in Essen, das hatte ich damals mit Sicherheit nicht vor. Ich konnte mir zum damaligen Zeitpunkt überhaupt nicht vorstellen, was daraus einmal werden sollte.

Es gab nur diesen Moment an Stefans Bett. Das, was er sagte, hatte irgendwie ein besonderes Gewicht. Und seine Idee war der zündende Funke. Später betrachteten wir es wie sein Vermächtnis. Er nahm sich etwas vor, aber er konnte es nicht mehr umsetzen, weil er zu früh starb. Also taten wir es natürlich für ihn. Was sonst? In diesem Moment an seinem Bett und in einer Pressekonferenz vor all den Fernsehkameras war die Entscheidung über meine künftige Arbeit gefallen. Stefan hatte den Weg gebahnt. Im letzten möglichen Moment hatte er gezeigt, dass die neue Methode die grausame Krankheit Leukämie besiegen konnte.

Und plötzlich schöpften Menschen Hoffnung. Sie erfuhren, es hatte eine erfolgreiche Transplantation fremder Stammzellen gegeben.

Nun sollte auch in Deutschland diese Therapie angewendet werden. Dafür wollte ich mich mit meiner Frau einsetzen.

Nach der Transplantation

Wir erlebten, wie die Ärzte sich täglich im Team von acht bis zwölf Kollegen trafen und die Situation gemeinsam erörterten und berieten. Ich durfte dabei sein, habe das alles wahrgenommen und wusste also, wie prekär die Situation war: »Oh, jetzt haben wir es!« Und dann kam wieder ein Rückschlag. Wir lernten Fachausdrücke, mit denen wir selbstverständlich umgingen, obwohl sie uns bis dahin völlig unbekannt gewesen waren und keinerlei Bedeutung für uns gehabt hatten. Diese Besprechungen der Ärzte, bei denen sie all ihr Wissen zusammentrugen, sich austauschten, das fanden wir gut, es beeindruckte uns. Bei uns in Deutschland entschied meist ein Arzt allein, selten im großen Team.

Stefan hatte Fieber, oft sehr hohes, das war die Reaktion seines Körpers. Bis 42 Grad, da würde man bei uns sagen, das geht doch gar nicht. Er wurde in Eis gepackt. Und hat auch das überstanden.

Im Fieber phantasierte Stefan. Er war dann in Russland und kämpfte. Wir konnten uns nicht erklären, woher er die Gegend kannte, er war nie dort gewesen.

Stefans Mutter hat wochenlang immer an seinem Bett gesessen. Nach meiner erneuten Ankunft im Krankenhaus sah ich: Sie konnte nicht mehr. Wir als Eltern waren in ein öffentliches Monticello-Apartment ganz in der Nähe der Klinik umgezogen. Wir wollten unsere privaten, sehr großzügigen Gastgeber nicht überbeanspruchen mit unserem chaotischen Leben. Ich glaube aber, meine Frau ging nicht oft dorthin zum Übernachten. Sie wollte an Stefans Bett in der Klinik bleiben. Nach einiger Zeit ging es ihr selbst schlecht. Sie hatte ja Stefans Leiden hautnah miterlebt, während ich immer wieder nach Deutschland flog zum Geldverdienen. Sie war dort auf dieser Krebsstation und hat dieses Elend mitbekommen. Sie sah tagtäglich Menschen, die schwer krebskrank waren, das lässt einen ja nicht kalt. Nachdem die Transplantation bei Stefan gelungen war, hatten die Ärzte gleich mehrere andere Patienten aufgenommen, um auch bei ihnen eine Stammzell-Transplantation durchzuführen. Diesen Patienten ging es zum Teil viel schlechter als Stefan.

Als ich meine Frau so schrecklich erschöpft sah, besonders einmal direkt nach meiner Ankunft aus Deutschland, sie war völlig abgemagert, hatte ganz andere Haare … das war schlimm. Ich veranlasste, dass sie zum Ausschlafen in die angemietete Wohnung gefahren wurde. Danach zu einem Stadtbummel mit Rosie Mulholland. Diese deutschstämmige Frau war Leiterin einer nahegelegenen Bank. Sie war inzwischen mit meiner Frau Hiltrud eng befreundet. Hiltrud sollte sich wenigstens ein bisschen erholen. Ich versprach ihr, bei Stefan im Patientenzimmer zu bleiben. Ihm ging es zu der Zeit gar nicht so schlecht, er konnte herumlaufen – auf begrenztem Raum. Er hielt sich aber immer in seinem *Laminar-flow* auf, seinem keimfreien Zimmer, denn er musste ja weiterhin vor jeder Infektion geschützt werden. Drinnen war er ›König‹, dort durfte er sich ohne Mundschutz bewegen. Er durfte seinen Raum aber auf keinen Fall verlassen. Ich saß also draußen vor der Tür zu seinem eigenen »Wohnraum«, um ihn zu bewachen. Man durfte auch nur mit der Schutzmaske vor dem Gesicht in seinen Raum eintreten, um keine Bakterien und Viren hineinzutragen.

Da saß ich nun auf einem Stuhl vor der Tür, müde und kaputt vom Jetlag und den ganzen Aufregungen. Irgendwann muss ich wohl fest eingeschlafen sein.

Als ich wieder aufwachte, blickte ich in Stefans Zimmer und erschrak. Unser todkranker Sohn! Wo war er hin?

Es war Gott sei Dank nichts Schlimmes passiert. Stefan hatte sich gelangweilt und war aus seinem Zimmer »ausgebüxt«. Er hatte gemerkt, dass sein Vater und Bewacher tief und fest schlief. Da hat er, sozusagen über mich hinweg, seinen Transplantationsraum verlassen und ist »nur ein bisschen auf den Flur gegangen ...« Er hat sich später darüber einen Schalk gelacht, dass er den Papa auf diese Weise überlistet hat.

Viele waren danach ganz verstört, dass so etwas passieren konnte. Aber Stefan war ja noch nicht erwachsen, er war ein normaler Jugendlicher, der eben auch mal Quatsch machen, sich vielleicht auch ein bisschen auflehnen wollte gegen das unbequeme Regime dort. Nicht alles läuft über den Kopf, schon gar nicht bei einem Sechzehnjährigen. Er fühlte sich zu diesem Zeitpunkt auch schon sehr gesund.

Von da an haben wir alle natürlich noch besser aufgepasst und ihm auf andere Weise seine Lage angenehmer gestaltet, indem wir ihm zum Beispiel seinen Commodore aufs Zimmer brachten. Alle Geräte wurden vorher keimfrei gemacht.

Nach Stefans Transplantation bat mich Professor Donnall Thomas eines Tages in sein Zimmer. In Minneapolis fand eine landes-
weite Konferenz statt für alle Fachleute der USA auf dem Gebiet der
Knochenmark-Transplantation. Er fragte mich, ob ich bereit sei, für
das ›Fred Hutchinson‹ hinzufliegen, um die Interessen der Spender
zu vertreten – aber insbesondere die Notwendigkeit des Aufbaus
einer Spenderdatei zu erläutern. Ich flog hin. Ein paar Hundert
Fachleute waren dort, und ich als Laie bekam die Gelegenheit zur
Darstellung der Spendersituation. Ich schickte voraus, wie dankbar
wir waren, dass man uns in Seattle geholfen hatte. Dass so etwas
aber nicht ohne viele, viele potentielle Spender geht, wenn man
viele Menschenleben retten will. Und dass wir als Betroffene und
die vielen anderen Patienten hofften, in den USA könnte sehr rasch
eine Spenderdatei aufgebaut werden. Denn einen passenden Spender zu finden sei fast nicht realisierbar und würde ohne einen
Spenderpool, auf den man zugreifen kann, zu lange dauern. Das
könne bei dieser oft schnell voranschreitenden Krankheit zu lebensbedrohlichen Situationen führen.

Nach dieser Tagung erhielt ich ein Angebot. Ich sollte ›World Ma-
nager for Unrelated Donors‹, also für nicht verwandte Spender in
den USA werden. Das war ein sehr interessantes Angebot. Es hätte
bedeutet, dass die ganze Familie in die USA umsiedelt. Meine Frau
und die fast erwachsenen Töchter konnten sich mit diesem Gedanken durchaus anfreunden. Hiltrud lebte seit Monaten in den USA
und fand sich gut zurecht. Auch Stefan fühlte sich wohl, aber er
war der Meinung, dass wir nach Deutschland zurückkehren sollten. Warum?

Das hatte mit der Spendenaktion zu tun, die uns in den Stand
gesetzt hatte, überhaupt mit Stefan in die USA zu reisen und ihm
die Behandlung zu ermöglichen. Ihn hatte diese enorme Hilfsbereitschaft tief beeindruckt, diese Zuwendung von unglaublich vielen Menschen, die uns überhaupt nicht kannten.

Ich war genau derselben Meinung. Wie Stefan empfand ich ein
Gefühl der Verantwortung gegenüber all diesen Helfern, die mit
ihren Geldspenden zum Gelingen beigetragen hatten. Da war es
wichtiger, unsere Arbeit in Deutschland zu tun, wo es bisher keinen
Arzt und keine Klinik gab, die Stammzell-Transplantationen mit
Fremdspendern durchführen konnten. Wo viele Menschen bereit

waren, Knochenmark zu spenden, es aber keine Strukturen gab, um diese rechtzeitig zu finden. Und das war *unsere* Aufgabe, denn wir kannten jetzt die Einzelheiten dieses Problems. So schön es auch in den USA gewesen wäre – wir waren dort bekannt und alle Türen standen uns offen: Wir entschieden uns, zurück nach Deutschland zu gehen.

Warum ist Stefan trotz erfolgreicher Behandlung gestorben?

Am 31. Juli 1984 war Stefan transplantiert worden. Die Behandlung war gelungen; Stefans Körper hatte das gespendete Knochenmark angenommen und bildete neue Stammzellen.

Es gibt Fotos von Stefan aus dieser Zeit in Seattle. Auf einigen trägt er eine Schutzmaske über Mund und Nase. Auf einem Foto arbeitet er am Computer.

Er hat ein halbes Jahr überlebt. Das gilt als erfolgreiche Behandlung. Er war schon »Outpatient«, also ambulanter Patient. Heute sagt man spätestens nach einem halben Jahr ›alles in Ordnung‹, auch wenn es regelmäßige Nachuntersuchungen gibt. Stefan hatte vieles erdulden müssen, jetzt aber das Gröbste überstanden.

Wenn wir ihn früher nach Deutschland zurückgeholt hätten, hätte er vielleicht überleben können. Es gab einige Kliniken, wie zum Beispiel in Essen, die zwar die Transplantation nicht machen wollten oder konnten, aber problemlos die Nachsorge hätten übernehmen können und dies auch bereits zugesagt hatten.

Aber Stefan wünschte sich, in den USA den Führerschein zu machen, weil das dort bereits mit 17 Jahren möglich war. Er wollte mit dem begehrten Dokument in der Hand an seine Schule zurückkehren. Und wir sagten: Warum nicht? Ich konnte das gut verstehen, auch ich hätte mir das als Schüler so vorgestellt.

Die Amerikaner waren so gastfreundlich und herzlich, das kann man fast gar nicht beschreiben. Stefan war während der Nachsorgebehandlung in den sogenannten Monticello-Appartements untergebracht. Sie waren mit einem dicken Florteppich ausgestattet. Stefans Immunsystem hat das damals vermutlich nicht vertragen. Im Nachhinein habe ich oft gedacht: In diesem Teppich waren die Bakterien und Viren der ganzen Welt einträchtig versammelt.

Heute achte ich immer auf den Fußboden und Haustiere, wenn ich Patienten nach einer Stammzell-Transplantation in ihrer Wohnung besuche. Man muss alles dafür tun, dass sich keine Keime einschleichen oder festsetzen können, insbesondere nicht in die Lunge.

Stefan war geschwächt durch die lange Krankheitszeit – inzwischen waren immerhin anderthalb Jahre vergangen – und hatte von der Transplantation mit allen Vorbehandlungen ein noch sehr empfindliches Immunsystem.

Plötzlich bekam er eine Lungenentzündung. Am 17. Dezember 1984 wurden wir ins Krankenhaus gerufen. Stefans Lunge begann zu versagen. Wenn Sie am Bildschirm sehen, wie die Lunge sich verändert und wie rasend schnell das geht … Das konnte er nicht überleben. Seine Lunge füllte sich mit Wasser. Die Ärzte standen dann ratlos davor: ›Was kann man jetzt noch tun?‹ Bevor es dazu kommen konnte, legte Stefan seinen Kopf in die Arme seiner Mutter. Nach einer Weile schlief er schmerzlos für immer ein. Sein Herz hörte einfach auf zu schlagen.

Wir hatten unseren geliebten Sohn trotz aller Bemühungen auch vieler mitfühlender Menschen verloren.

Unser Leben würde nie mehr so sein wie vorher.

Alles umsonst also?

Nein, ganz und gar nicht. Wie seine Schwester Susanne es in »Sharing Life« formulierte: »Stefan hat den Kampf um sein Leben verloren, aber nicht den Kampf gegen die Leukämie.« Nach seinem ausdrücklichen Wunsch haben wir Hilfe für viele kranke Menschen möglich gemacht, deren Leben gerettet wurden.

Das ist Stefans Vermächtnis.

Die Gründung der Stiftung

Nach Stefans Tod

Wir trauerten, aber wir waren nicht alleine. Viele nahmen Anteil. Und viele meldeten sich weiterhin bei uns mit Fragen und der Bitte um Rat bei eigenen gesundheitlichen Problemen.

Obwohl Stefan gestorben war, schöpften Menschen, die an Leukämie litten, neue Hoffnung. Zum ersten Mal war das Verfahren bei einem Europäer erfolgreich gewesen: eine Neuheit. Plötzlich schien es bei dieser bisher fast unweigerlich tödlich verlaufenden Erkrankung vielversprechende Hoffnung zu geben.

1986 gründeten wir die Stefan-Morsch-Stiftung. In der ersten Zeit berieten wir die Patienten, die sich an uns wandten, zu Hause in unserem Wohnzimmer.

Wie bereits erzählt, beruhte alles auf einer Idee von Stefan – und natürlich auf unseren Erlebnissen als Familie. Stefan hatte aber auch sehr genau mitbekommen, wie kompliziert, aufwändig und langwierig die Suche nach einem Spender für ihn gewesen war. Er sagte einmal:

»Man müsste alle Daten mithilfe von Computern sammeln und eine Datenbank gründen. Eine Spenderdatei. So könnten alle Leukämiepatienten eine Chance auf Heilung bekommen. Schneller und wirksamer als ich.«

Meine Mentalität – immer alles versuchen, nie aufgeben – entwickelte sich nach Stefans Tod immer stärker. Ich habe bei jedem Patienten versucht, den Tod zu verhindern, so als könnte ich damit noch etwas für Stefan tun. Und es war ja auch sein Wunsch.

Wenn ein Patient laut Aussagen der behandelnden Ärzte noch eine Chance hatte, habe ich alles gegeben. Manchmal musste ich die Angehörigen erst überzeugen. Manchmal auch mit energischen Worten – man kann sich kaum vorstellen, wie schwierig es mitunter ist, noch Hoffnung zu wecken, wo sie bereits gestorben ist.

Dafür ist der Kontakt zu Fachleuten von entscheidender Bedeutung. Ich kenne inzwischen – seit vielen Jahren – alle guten Spezialisten für Leukämie und Stammzell-Transplantation. Ich weiß, welche Klinik gut ist und welche nicht – und ob ein Spezialist von Bord gegangen ist und man ein Krankenhaus deshalb nicht mehr guten Gewissens empfehlen kann.

Was Ärzte nicht dürfen, das kann ich tun, nämlich sagen: ›Gehen Sie *da* hin und nicht *dort* hin!‹ Ich werde auf Fragen wie »Welches ist die beste Transplantationsklinik in Deutschland oder anderswo?« niemals eine Antwort geben. Aber wenn man mir die Frage stellt: »Wohin würden Sie denn mit Ihrem Sohn in unserer

Lage heute gehen?«, dann erhält man eine Antwort, mit der man etwas anfangen kann.

Dafür ist wichtig, dass ›meine‹ Fachleute mir ehrlich sagen, wie die Chancen für den jeweiligen Patienten stehen. Hat der Patient oder die Patientin wirklich keine Chance mehr und ich habe das Gefühl, dass sie eine ehrliche Antwort erwarten und verarbeiten können, dann gebe ich den Betroffenen oder Eltern zu verstehen, sie sollen noch eine schöne Ferienzeit mit dem Patienten verbringen.

»Fahrt mal bald los! Macht noch einen schönen Urlaub miteinander.« Denn das ist dann das Wichtigste: noch eine gute Zeit miteinander haben. Sie ist nach dem Tod des geliebten Angehörigen vielleicht das Wertvollste, an das man sich dauerhaft erinnert.

Die Keimzelle der Datenbank

Wir bekamen während des Aufenthalts in den USA körbeweise Post aus aller Welt. In der *Rhein-Zeitung/Nahe-Zeitung* hatten die Redakteure geschrieben, Stefan freue sich über Nachrichten aus der Heimat, und das stimmte ja auch. Daraufhin wurden viele Kinder und Jugendliche richtiggehend zu seinen Fans, und die Post kam täglich aus der Heimat. Sogar von den Jungferninseln – ich wusste damals nicht mal, wo diese Inseln lagen.

Die ersten Aktionen passierten sozusagen ›von selbst‹ und überraschten uns am allermeisten: die Geldspende-Aktionen, die wir im Ausland nur teilweise mitbekamen. Nach der ersten großen Aktion – vor der Abreise in die USA – war es weitergegangen. Dank der immer neuen Medienberichte über den ungewöhnlichen medizinischen Fall hörte die Spendenbereitschaft einfach nicht auf. Es war etwas passiert, womit keiner gerechnet hatte: Die Behandlung hatte zum ersten Mal Erfolg gehabt. Zumindest ein halbes Jahr lang.

Darauf konnte man aufbauen, aus den Fehlern lernen, die Methode immer weiter vervollkommnen. Man durfte anderen Patienten nun Hoffnung machen. Wir bekamen Zuschriften aus aller Welt von Leukämiekranken, die auf Hilfe hofften, und das heißt zuerst immer: Information und Hoffnung geben!

Das wirkte sich auch auf die Beihilfestelle und unsere Krankenversicherung aus, die sich nicht wegen der günstigen Prognosen, sondern vielmehr aufgrund der positiven Pressearbeit doch bereit erklärte, die Kosten der Transplantation zu übernehmen. Nun war das Geld auf einmal doppelt vorhanden, denn die gesamten 350 000 Dollar waren ja schon von den vielen Menschen als Geldspende eingebracht worden.

Rechtlich sah es nun so aus: Der Spendenzweck war entfallen. Nachdem wir die Kosten doch erstattet bekommen hatten, mussten wir natürlich allen Spendern anbieten, ihnen das Geld zurückzuzahlen, wenn sie dies wünschten. Über die Presse wurde auch bekanntgegeben, dass der nicht zurückverlangte Restbetrag das Grundvermögen einer gemeinnützigen Stiftung sein sollte. Dies war der Wunsch von Hiltrud und mir und wurde auch vom Bürgermeister so gesehen. Sonstige ungedeckte Restkosten vermochten wir gut aus dem eigenen Vermögen zu bestreiten.

Wir konnten unmöglich selbst jeden Spender anschreiben, um diese nach unserer Auffassung gegebene Pflicht zu erfüllen. Deshalb bat ich die Presse noch einmal um Unterstützung. In allen Zeitungen wurden die Spender aufgefordert, sich zu melden, wenn man das eingebrachte Geld zurück habenwollte.

Und da passierte das Bemerkenswerte: Kein einziger Spender hat sein Geld zurückverlangt! Damit war der Grundstock für die Errichtung einer gemeinnützigen Stiftung vorhanden – und damit für die größte Herausforderung: den Aufbau einer nationalen Spenderdatei.

So wurde mit unserer finanziellen Unterstützung die erste Spenderdatei in Deutschland aufgebaut, wobei mit »Datei« natürlich die ganze Einrichtung gemeint ist, nicht nur eine Computerdatei oder ein Dokument.

Als ich aus Amerika zurückkam, lief die Sache zwar unverzüglich, aber zunächst dennoch recht langsam an. Viele Patienten und mögliche Spender wollten natürlich ebenfalls die Leben rettende Behandlung in Seattle erhalten. Aber die Amerikaner hatten bald eine Warteliste mit Patienten aus dem eigenen Lande, die jetzt auch die neue Möglichkeit einer Transplantation mit Fremdspender in Anspruch nehmen wollten. Ich hatte aber durch meine guten Kontakte die Möglichkeit, manchmal Wege zu öffnen – insbesondere für die deutschen Patienten. Das habe ich natürlich getan. Es hat mir und meiner Frau damals sehr dabei geholfen, Stefans Tod zu verarbeiten. Ich freute mich, dass ich etwas Gutes tun konnte. Für andere Menschen. Leider konnte ich Stefan nicht mehr helfen, aber ich hatte trotzdem das Gefühl, ich tat es auch für ihn. Stefan hatte schließlich auch diese Idee gehabt. Und er hätte es ganz bestimmt gut gefunden, was nun begann.

Hätte ich auf alle diese Erfahrungen verzichten können, ich hätte es liebend gerne getan, aber durch die Umstände war ich besser als mancher Mediziner zu einem kompetenten Menschen in Deutschland geworden, was das Thema Behandlungsmöglichkeiten bei Leukämie und Stammzell-Transplantationen betraf. Das wusste ich zuerst selbst nicht. Ich wurde darauf aufmerksam, als Krankenkassen begannen, sich bei mir zu melden. Informationen fehlten auch ihnen. Und den Patienten, deren Krankenkasse die Kostenübernahme für eine Stammzell-Transplantation im Ausland abgelehnt hatte, fehlte oft jede Hilfe und Unterstützung. Die Krankenkassen in Deutschland trafen daraufhin eine gemeinsame Vereinbarung: Ich beziehungsweise die Stiftung sollte bescheinigen, dass mit einem Fall alles in Ordnung war. Wir erhielten eine Rechnung aus Amerika für eine Transplantation, zum Beispiel über 354 000 Mark. Sie wurde an mich weitergeleitet, und es genügte den Krankenkassen, wenn ich darauf »sachlich richtig« bescheinigte. Dafür gab es einen Stempel, und mit meiner Unterschrift und dem Stempel der Stiftung war der Vorgang für die Kassen in Ordnung. Dann übernahmen sie die Kosten der Transplantation für diesen Patienten. Sie hätten sonst tage- oder wochenlang prüfen müssen, ob alles stimmte. Aber sie wussten, wenn ich das abgezeichnet hatte, stimmte das. Als alter Beamter hatte ich das entsprechende Pflichtbewusstsein und wollte das Vertrauen der Kassen nicht enttäuschen, das wussten sie wohl auch.

Ich war fast so etwas wie der Medizinische Dienst für die Krankenkassen für diese Fälle.

Dr. Goldmann in Ulm führte die Laboruntersuchungen für die Stiftung durch. Es musste noch vieles geklärt werden, bis die Stiftung offiziell wurde. Im Dezember 1985 wurden dann die Urkunden unterzeichnet, und im Januar 1986 wurden sie rechtskräftig; 2016 feierten wir das 30-jährige Jubiläum.

Stefans Schwester Susanne hat es einmal so ausgedrückt: »Stefan war ein echter Kämpfer, und er hat mir beigebracht, niemals aufzugeben. Durch ihn ist das alles in Gang gekommen, durch ihn läuft das Ganze weiter. Das ist sicher über all die Jahre auch eine Art von Trauerarbeit gewesen, sehr aktive Trauerarbeit, die so vielen anderen Menschen wie möglich das verschaffen möchte, was Stefan leider nicht vergönnt war: Heilung von Leukämie und auch von anderen Tumorerkrankungen. Damit ist diesen Erkrankungen ein Teil ihres Schreckens genommen. Es muss anderen Menschen nicht so gehen wie Stefan. Dazu beizutragen – das hilft uns täglich dabei, mit dem Verlust fertigzuwerden.«

Neben uns, den Eltern, haben auch die damaligen Medien auf unsere Bitten hin die Gründungsurkunde für die gemeinnützige Stefan-Morsch-Stiftung mit unterzeichnet. Die Vertreter des Saarländischen Rundfunks (SR-Fernsehen), des Südwestrundfunks (Hörfunk) und des Mittelrhein-Verlages (*Rheinzeitung, Nahe-Zeitung*) haben die Urkunde zur Gründung der Stiftung gezeichnet.

Ohne die Unterstützung der Medien und der Geldspender gäbe es wahrscheinlich heute nicht diese große, oft überlebenswichtige Hilfe für Leukämiekranke und die Suche nach weiteren Verbesserungen der Therapiemöglichkeiten, durch die viele die Krankheit überleben werden.

2 Gesundes Blut – krankes Blut

Blut ist überall im Körper, ist ständig in Bewegung, es fließt. Aber in dieser Flüssigkeit treiben viele Zellen, die verschiedenen Blutkörperchen. Blut ist rot, es ist warm. Bekommen wir Blut zu sehen, ist etwas nicht in Ordnung: eine Verletzung oder eine Krankheit. Bald aber wird das ausgetretene Blut fest, die Farbe wechselt von Rot zu Rotbraun, es bildet sich eine Kruste, und die Öffnung ist wieder verschlossen.

Das ist ungefähr das Basiswissen über Blut. Abgesehen von den Blutkörperchen, die man nur unter dem Mikroskop sieht, kann man sagen: Das weiß jedes Kind.

Aber was geschieht da genau, während das Blut unermüdlich durch unseren Körper strömt? Welche Aufgaben hat es? Wofür sorgt es, was passiert alles, ohne dass wir irgendetwas davon merken?

Die wichtigste Aufgabe des Bluts ist der Transport: Mithilfe des Herzmuskels bringt es den lebenswichtigen Sauerstoff in alle Körperregionen und holt von dort das Abfallprodukt des Stoffwechsels, das Kohlendioxid ab. In der Lunge wird getauscht: Das Blut gibt das Kohlendioxid an die Atemluft ab und nimmt dafür neuen Sauerstoff auf. Auf seinem Weg durch den Körper erledigt das Blut aber viele weitere Aufgaben. So nimmt es überall im Körper wahr, was los ist: Sind die Nährstoffe, die aus dem Dünndarm abgeholt wurden, gut verteilt worden, also dort gelandet, wo sie gebraucht werden? Muss das Gehirn gerade besonders viel leisten und braucht ein bisschen mehr Zucker? Ist überall genug Sauerstoff vorhanden? Ist in der Peripherie (zum Beispiel in den Fingern, in den Zehen) die Temperatur zu niedrig?

Das Blut ist wie ein Hausmeister: Es kümmert sich um die Versorgung, um die Wärme, um die Abwehr von Eindringlingen, um das Verschließen von Wunden und um die Müllabfuhr, also den Abtransport und Abbau nicht benötigter Stoffe.

Nur dann, wenn das Blut unentwegt durch unseren Körper fließt, leben wir.

Auch folgende »Fragen« stellt sich das Blut ständig: Muss aktuell für kurze Zeit die Temperatur im ganzen Körper über 37 Grad angehoben werden, um Krankheitserreger abzutöten? Sind Krankheitserreger in die Nase eingedrungen, müssen also weiße Blutkörperchen in größerer Zahl als normal dorthin schwimmen und die Erreger angreifen? Ist – innerhalb des Körpers oder außen an der Haut – eine Wunde entstanden, die wir verschließen müssen? Alle Thrombozyten schnell dorthin! Klebt euch aneinander, sorgt für schnelle Blutstillung zusammen mit euren Verbündeten, den Blutgerinnern, und macht den Verschluss der Wunde klar, so schnell wie möglich! Nehmt auch ein paar Leukozyten mit, denn wie wir die Erreger kennen, sind ein paar sofort durch das neue Loch in den Körper eingedrungen. Denen zeigen wir aber ganz schnell die Tür! Die Leukos sind sogar schneller als die Thrombozyten und bewegen sich aus eigener Kraft dorthin. Dann machen sie die Eindringlinge sofort unschädlich. Der Ausgang ist ja auch schon wieder zu. Danach muss aber sofort mit der Gerinnung aufgehört werden, sonst verstopft ihr die Adern, das wäre schlecht.

Was wir da beschreiben, ist das Blut in voller Aktion. Und seine Zellen, die Blutkörperchen, sind nicht nur todesmutig, sondern auch sehr lernfähig. Bei ihrer unentwegten Reise durch die Blutbahn bis in die großen Organe im Zentrum des Körpers und in alle kleinsten Äderchen an der Peripherie, auf dieser abenteuerlichen Reise treffen sie immer wieder auf Feinde. Auf geheimnisvolle Weise haben sie gelernt, diese Feinde zu erkennen. Was ist so böse an den Feinden? Einfach dass sie da sind. Sie sind das Fremde. Sie gehören nicht IN DAS INNERE des Körpers. Dort richten sie Schaden an, weil sie nicht dazugehören.

Das Immunsystem

Menschen unterscheiden sich stark voneinander. Dass wir Individuen mit einem eigenen Kopf und eigenen Ideen sind, merken wir jeden Tag bei Diskussionen und Streit mit anderen. Streit gibt es auch, wenn fremde Zellen in unseren Körper kommen. ›Streit‹ ist sogar ein zu schwaches Wort dafür. Da herrscht sofort Krieg. Wie in der Natur sieht jeder (jede Zelle) zu, dass er sein Eigenes, sein Territorium gegen Eindringlinge verteidigt. Alles Fremde wird sofort identifiziert und eliminiert. Das erledigen T-Zellen (das sind übrigens die, die bei AIDS fehlen) und Fresszellen. Da wird nicht lange diskutiert. Es ist eben Natur, nicht das zivilisierte Miteinander, wie wir es unter Menschen gernhaben und brauchen.

Unser ganzes Leben lang bilden wir unser Immunsystem aus, das immer genauer erkennt, was fremd ist, das sich also immer besser gegen Krankheitserreger wehren kann. Impfungen können dabei helfen, sie sagen den Blutzellen sozusagen: ›Guck mal, hier ist ein Feind, den du noch nicht kennst. Ich halte dir nur eine schwache Version von ihm vor die Nase, riech mal dran! Und wenn irgendwann sein großer Bruder dich überfallen will, dann erkennst du den Feind sofort. Und schlägst so kräftig zurück, wie du nur kannst, verstanden? Du holst dann gleich die große Keule heraus!‹

Auch ohne Impfung wird unser Immunsystem mit vielen Erregern fertig, bei leichten Erkrankungen oder sogar bei schwereren. Dann müssen wir eine Zeitlang im warmen Bett liegen und viel Tee trinken, oft auch Medikamente nehmen, aber irgendwann merken wir: Wir haben gewonnen. Wir sind wieder stark und leistungsfähig. Und das Schöne ist: Wenn derselbe Erreger es noch einmal versucht, bekommt er sofort an der Eingangstür kräftig eins auf die Nase und schleicht sich leise jaulend davon.

Die Viren und andere Mikroorganismen dieser Welt ärgern sich darüber natürlich. Das Fatale: Sie sind auch nicht dumm. Sie haben längst begriffen, wie das Immunsystem funktioniert. Und besuchen permanent Fortbildungen bei ihren Oberviren. Thema: ›Wie kann ich diese blöden Türsteher überlisten?‹

Beim nächsten Mal kommt zu uns also nicht *genau* derselbe Krankheitserreger, sondern ein ganz leicht veränderter. Das Immunsystem braucht eine Weile, um zu merken, dass auch dieser neue böse ist. Deshalb bekommen die meisten von uns mindestens einen Schnupfen pro Jahr. Es ist jedes Mal ein neuer.

Trotzdem, insgesamt ist das Immunsystem etwas Geniales, sehr Starkes, und es ist der größte Feind aller Viren und Bakterien, die sich gegenseitig erzählen, was sie beim Versuch, einen Organismus zu infizieren, erlebt haben. In einer großen Konferenz haben sie dann irgendwann beschlossen, das Immunsystem selbst anzugreifen und mit seinen eigenen Waffen zu schlagen.

Ab und zu gelingt es nun einem Erreger, ein Blutkörperchen zu kapern und einer Gehirnwäsche zu unterziehen. Das Blutkörperchen ist dann verwirrt und weiß nicht mehr, wer der Feind ist. Es meint, in seinen eigenen Kollegen den Feind zu erkennen, und greift sie an, es tötet sie, frisst sie auf und hat natürlich seine ursprünglichen Aufgaben längst vergessen. Es transportiert keinen Sauerstoff mehr, es tötet keine wirklichen Feinde, es sorgt nicht mehr für Blutgerinnung und verschließt keine Wunden mehr. Aber vermehren kann es sich noch und tut das begeistert. Lauter ähnlich krankhaft veränderte Blutkörperchen überschwemmen das Blut. Und da das Blut das Organ ist, das nicht an einem Ort bleibt, sondern sich über den ganzen Körper verteilt, ist die Krankheit im Nu überall. Der Mensch ist ›von heute auf morgen‹ schwerstkrank.

Die Blutkörperchen

Wie schon erwähnt, verrichten die verschiedenen Blutkörperchen unterschiedliche Aufgaben. Einige von ihnen haben einen eher traurigen Dienst: Sie müssen für die Beerdigung ihrer alten, erschöpften Kollegen sorgen. Wie das in der Natur so ist, sorgen sie zuvor für deren Ableben und sind dabei überhaupt nicht zimperlich: Zeit- und ressourcensparend fressen sie ihre Artgenossen schlicht auf. Deshalb heißen sie auch Fresszellen. Alle Fresszellen gehören zu den Leukozyten, die wir weiter unten genauer vorstellen.

Das Blut ist auch ein Organ, aber eins, das besonders lebendig, beweglich und in ständigem, eben fließendem Wandel ist. Seine Bestandteile müssen viel schneller erneuert werden als die Zellen der anderen Organe. Die Blutkörperchen haben so viel zu tun, dass sie sich permanent überarbeiten und folgerichtig nicht lange leben.

Einige gehen schon nach wenigen Tagen zugrunde, andere spätestens nach Monaten. Dafür werden ständig neue produziert, und zwar immer genau so viele, wie abgestorben sind und neue gebraucht werden!

Wie funktioniert diese ständige Neuproduktion?

Der Ort, wo die neuen Blutkörperchen produziert werden, ist das Knochenmark, mit dem wir uns im Zusammenhang mit Leukämie noch oft beschäftigen werden. Es befindet sich innerhalb der Knochen, vor allem in den flachen, also Hüft- und Beckenknochen, Brustbein, Schädelknochen. Wie sieht es aus? Rot. Woraus besteht es? Vor allem aus Blut, Bindegewebe und Stammzellen, die hier entstehen und heranreifen.

Das Knochenmark (nicht zu verwechseln mit dem Rückenmark, das aus Nerven besteht!) ist also ebenso wie das Blut ein besonders vitales und wandelbares Organ. In ihm passiert jeden Tag sehr viel.

Deshalb entwickelt sich auch eine Krankheit, die von hier ihren Anfang nimmt, besonders schnell und wird sofort bedrohlich. Lebensbedrohlich. Ohne dass man irgendetwas sieht, untergräbt sie unsere Lebensfunktionen und setzt uns schachmatt.

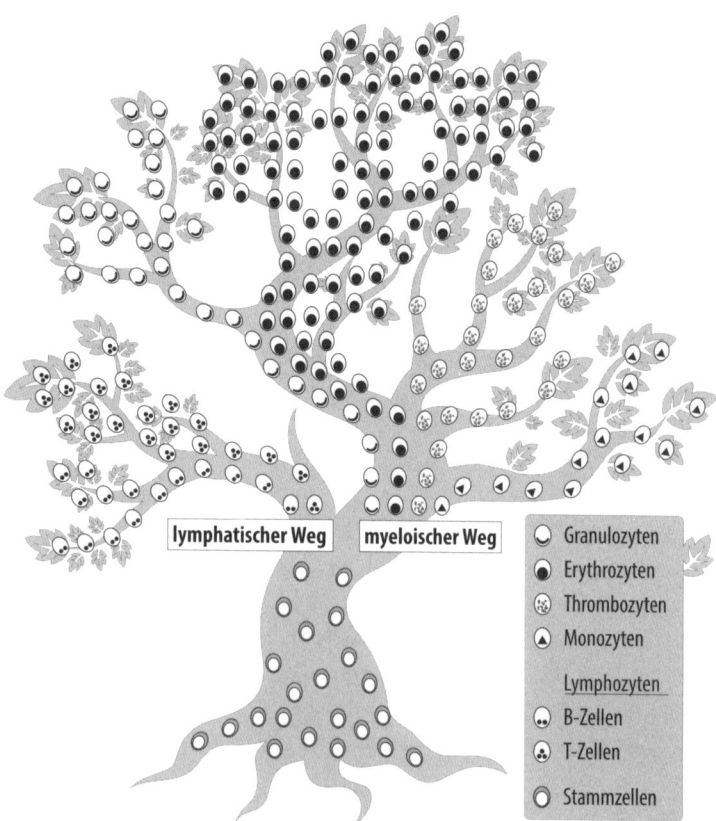

Der Arzt und erfahrene Transplanteur Dr. Harald Biersack erklärt seinen Patienten das Thema gern mit dem Bild eines Baumes; damit kann man die Probleme gut zeigen.

Der Wurzelbereich des Baumes und der Stamm entsprechen dem Knochenmark, die Äste und das Laubwerk dem Blut. Wie beim Baum hängen Stamm und Äste untrennbar miteinander zusammen. So wie Äste ohne das Wurzelwerk und den Stamm nicht leben können, ist das Blut abhängig vom Knochenmark und von den Stamm(!)zellen.

Aus den Stamm- oder Wurzelzellen »unten im Wurzelbereich« entwickeln sich verschiedene Zellarten und werden allmählich reifer. Wenn sie reif genug sind, entlassen die Zellen kleine Partikelchen in das Blut, zum Beispiel die Thrombozyten.

Stammzellen

Die neuen Blutkörperchen entstehen aus Stammzellen. Zu den Stammzellen wird seit Jahren viel geforscht, deshalb kommt einem das Wort bekannt vor. Es sind Zellen, die noch undefiniert sind und sich zu jeder der verschiedenen Zellen entwickeln können. Sie sind sozusagen die Vorstufe – vital, aber ungeformt.

Aus den Stammzellen entstehen im Knochenmark die verschiedenen Blutkörperchen. Sie reifen dort heran zu verschiedenen Zellen, differenzieren sich in rote und weiße Blutkörperchen und Blutplättchen, treten dann in die Blutbahn ein und erfüllen dort ihre Aufgaben. Dieser Vorgang läuft im Körper ununterbrochen ab, weil die Blutzellen, wie erwähnt, nicht lange leben. Wie oben angedeutet, erschöpfen sie sich sozusagen in ihrer Aufgabe, reisen unentwegt im ganzen Körper herum und reparieren, verteidigen, wehren ab und sorgen (als rote Blutkörperchen) dafür, dass wir überhaupt Sauerstoff zum Leben haben – genau dort, wo wir ihn brauchen. In dieser Zeit werden ihre Nachfolger als Stammzellen massenhaft schon wieder nachgebildet, und zwar mehrere Milliarden pro Tag.

Thrombozyten

Sie werden auch Blutplättchen genannt und sind selbst keine richtigen Zellen. Sie können sich nicht zielgerichtet irgendwo hinbewegen, sondern schwimmen nur mit. Dort, wo es nötig ist, verkleben sie sofort miteinander und sorgen so für das Stillen von Blutungen. Habe ich mich geschnitten, soll es in einer Minute aufhören zu bluten. Mit den verschiedenen Gerinnungsfaktoren zusammen sorgen die Thrombozyten für die komplette Gerinnung des Blutes.

Die Thrombozyten besiedeln einen »Ast« des »Baums« und stellen dort »Blätter« dar.

Erythrozyten

Die nächste Zellart sieht ganz anders aus: Als auffälligstes Merkmal haben diese Blutkörperchen die rote Farbe – das altgriechische *erythros* bedeutet *rot*. Außerdem haben sie die Eigenart, dass sie bei der Reifung ihren Zellkern loswerden. Auch diese Partikel sind keine eigentlichen Zellen. Auch sie gehen – bildlich gesprochen – vom »Wurzelbereich« in den »Stamm« über und gehören zum zweiten Ast. Die Erythrozyten, die roten Blutkörperchen, sind die zahlreichsten unter unseren Blutpartikeln – kein Wunder, dass sie dem Blut seine Farbe geben.

Diese vielen kleinen roten Bonbons sind es übrigens, die den Sauerstoff von der Lunge zu den Organen und in die Zellen transportieren. Auf dem Rückweg nehmen sie, ganz praktisch denkend, das Kohlendioxid mit bis zur Lunge, so dass wir es wieder ausatmen können. Das ist der Gasaustausch. Je mehr rote Blutkörperchen wir haben, desto leistungsfähiger sind wir, denn unsere Muskeln können sich nur zusammenziehen und Kraft aufbringen, wenn sie reichlich mit Sauerstoff versorgt sind.

Manche Sportler und Trainer denken da weiter und steigern mit Medikamenten künstlich die Zahl ihrer roten Blutkörperchen. Das funktioniert. Man kann dann bei der Tour de France den Berg schneller hinauffahren, aber es ist unfair gegenüber denen, die ehrlich trainieren, und deshalb ist es verboten.

Leukämie-Patienten hingegen haben nicht zu viele, sondern zu wenige rote Blutkörperchen. Das kommt durch die Krankheit oder – vorübergehend – auch durch die Therapie (siehe Kapitel 3). Wer zu wenige davon hat, kommt die Treppe nicht mehr hoch, ist ständig müde und schlapp. Er hat Sauerstoffmangel.

Als Soforthilfe geben Ärzte den betroffenen Patienten eine Bluttransfusion mit vielen »Erys«, danach haben sie am nächsten Tag gleich mehr Energie, das merkt man tatsächlich sofort.

Die Erythrozyten besiedeln einen weiteren »Ast« des »Baums«, als dessen »Blätter« wir sie uns vorstellen.

Leukozyten

Sie sind die kompliziertesten Partikel. Hier handelt es sich um richtige Zellen mit Zellkernen, die sich aus eigener Kraft gezielt im Blut fortbewegen können.

Auch sie reifen im »Wurzelbereich«, also im Knochenmark – und entwickeln sich währenddessen in ganz verschiedene Richtungen. Die verschiedenen Arten heißen aber alle »weiße Blutkörperchen« oder Leukozyten.

Nach ein paar Entwicklungsstufen teilen sie sich in zwei Reihen auf. Die einen werden sehr groß und bunt und die anderen sind eher unauffällig.

Die Leukozyten haben also alle verschiedene Aufgaben, sie dienen aber alle einem Zweck: der Abwehr von Krankheitserregern. Sie sind sozusagen das Personal des Immunsystems.

Die verschiedenen Arten heißen *Granulozyten* (wieder drei Unterarten: neutrophile, eosynophile, basophile), *Monozyten* und – sehr wichtig – *Lymphozyten* (unterteilt in B- und T-Lymphozyten). Damit haben wir das ganze Immunsystem hier kurz genannt.

In der folgenden Tabelle sieht man, dass es noch eine andere Einteilung gibt, nämlich *myeloisch* (direkt aus dem Knochenmark stammend) und *lymphatisch* (ebenfalls aus dem Knochenmark, aber erst mit »Umweg« über das Lymphsystem ins Blut übergegangen).

myeloische Zellen	lymphatische Zellen (Lymphozyten)
Thrombozyten (Blutplättchen)	B-Zellen*
Erythrozyten (rote Blutkörperchen)	T-Zellen*
Monozyten (Fresszellen)*	natürliche Killerzellen*
neutrophile, basophile und eosinophile Granulozyten (Fresszellen)*	

*weiße Blutkörperchen (Leukozyten)

Im Knochenmark (»Wurzelbereich«) sind die Blutkörperchen also alle noch untereinander austauschbar. Weiter »oben« aber (von einer gewissen Höhe des »Stammes« an) sind sie festgelegt. Während sie aus dem Knochenmark in das Blut und überallhin in den Körper wachsen, vermehren sie sich gleichzeitig immer mehr.

Wenn das Blut verrücktspielt: Leukämie

Wie alles Komplizierte, was normalerweise so erstaunlich reibungslos im Körper geschieht, kann auch die Neubildung von Stammzellen (die zu Blutkörperchen werden) schiefgehen. Ein Gen in irgendeiner der Blutzellen kann plötzlich mutieren, also sich ungeplant verändern. Manchmal entsteht aus so einer Mutation eine besonders kräftige Zelle, die nicht richtig ausgebildet ist, unreif bleibt, sich aber dabei schnell vermehrt und die anderen Zellen stört, verletzt, krank macht oder sogar vernichtet.

So ein missgebildetes Blutkörperchen erfüllt überhaupt nicht die Aufgaben, die es eigentlich hätte, sondern kommt auf ungute Ideen, und wenn man Pech hat, ist gerade so eine Zelle besonders vital.

Fatal vor allem: Die gesunden Blutzellen betrachten es trotzdem als »eine von uns«. Sie erkennen den Feind nicht. Weil er ihnen zu ähnlich ist. In diesem Fall erfüllt das Immunsystem seine Aufgabe nicht. Es versagt.

Vital sind diese unreifen Zellen, das bedeutet auch: Sie vermehren sich sehr stark. Das Blut kann mit Unmengen dieser unreifen, falschen, schädlichen Störenfriede überschwemmt werden.

Es ist sozusagen ein Differenzierungsstopp: Die Zellen bleiben in ihrer Entwicklung stehen und können nicht mehr reif werden. Diese Zellen breiten sich in Windeseile über das ganze Knochenmark des Menschen aus und führen später zur Ausschwemmung aus dem Knochenmark ins Blut.

Zunächst gibt es aber eine Übergangsphase, in der die neu entstandenen Blutkörperchen nicht reifen und im Knochenmark »hocken bleiben«, in der man aber bei einer Blutuntersuchung noch nichts feststellen kann. Das Blut sieht noch völlig normal aus. Das Knochenmark kann sogar dann noch für normale Blutwerte sorgen, wenn es schon zu über 90 Prozent mit diesen »Blasten«, wie man sie auch nennt, besiedelt ist! Diese Reservefähigkeit des Knochenmarks ist immens, Ärzte staunen manchmal auch darüber und fragen sich, wo ein Patient überhaupt noch normales Blut bilden konnte. Nur wenn man zufällig eine Knochenmark-Punktion machen würde, könnte man die unreifen Zellen sehen.

Sie vermehren sich weiter – und irgendwann schaffen sie den »Sprung« vom Knochenmark ins Blut hinein. Das ist der Moment, in dem man Leukämie im Blut sieht.

Leukämie bedeutet also: bösartige Vermehrung kranker Zellen. Deshalb zählt Leukämie auch zu den Krebsarten und wird Blutkrebs genannt.

Und von da an geht alles sehr rasch. Leider! Akute Leukämien werden schnell dramatisch. Es muss sofort gehandelt werden.

Wie lange dauert diese »unsichtbare« Übergangsphase? Das weiß man nicht sicher. Vielleicht ein bis drei Jahre, vielleicht auch fünf Jahre. Bei anderen Krebsarten nimmt man an, dass zwischen dem auslösenden Ereignis und dem sichtbaren Ausbruch der Krankheit etwa sieben Jahre vergehen. Ob es bei einer akuten Leukämie etwa genauso lange dauert, wissen wir nicht.

Symptome: Was passiert da?

Woran zeigt sich jetzt die Krankheit? Die Leukämie-Zellen bevölkern das Knochenmark, sie sitzen überall. Dadurch können die normalen Blutzellen nicht mehr richtig in das Blut übergehen. Nach einer Weile gibt es demnach zu wenig Thrombozyten (Blutplättchen), zu wenig rote Blutkörperchen und zu wenig weiße Blutkörperchen. Also fallen viele Leukämie-Patienten dadurch auf, dass sie von einer oder von allen drei Zellreihen (»Ästen«) zu wenig haben:

- Haben sie zu wenig **Thrombozyten**, kommen sie mit Blutungszeichen in die Notaufnahme, weil die Gerinnung nicht mehr richtig funktioniert. Jeder hat schon einmal von inneren Blutungen gehört. Bei Unfällen stellen sie eine Gefahr dar, wenn sie nicht rechtzeitig erkannt werden. Sie bereiten oft keine Schmerzen. Es muss aber nicht gleich eine große innere Blutung sein. Nimmt die Zahl der Blutplättchen ab, weil die abnormen, krankmachenden Blutkörperchen die Oberhand gewinnen, kann das Blut nicht mehr so gut gerinnen. Druckstellen führen zu kleinen Hautblutungen, blaue Flecken treten vermehrt auf, ebenso häufiges und lang anhaltendes Nasenbluten. Auch die weibliche Menstruation kann verlängert und verstärkt sein. Nach Verletzungen oder beim Zahnarzt können Blutungen länger als üblich andauern.

  All dies sind für sich genommen ungefährliche Erscheinungen. Auch deshalb wird Leukämie oft erst spät erkannt.

- Hat der Patient zu wenig **rote Blutkörperchen**, dann sagt er: »Seit vier Wochen kann ich die Treppe nicht mehr steigen. Aber die Ärzte finden kein Herzproblem. Ich kriege nur nicht genug Luft. Aber sie finden auch kein Lungenproblem.« Die roten Blutkörperchen schaffen es nicht mehr, den Körper mit genügend Sauerstoff zu versorgen. Der Erkrankte – denn er ist schon krank, ohne es zu wissen – fühlt sich müde und schwach. So wie Stefan Morsch, der seinen Eltern sagte, er könne nicht mehr am Sportunterricht teilnehmen, es sei zu anstrengend. Das war es auch. Muskeln machen schlapp, wenn ihnen der Sauerstoff fehlt.

- Hat er zu wenig **weiße Blutkörperchen**, weil sie verdrängt werden von der einen Sorte, die überhandnimmt, dann kommt er mit 39 Grad Fieber zum Arzt, weil das Immunsystem nicht mehr funktioniert.

All das können Zeichen einer Leukämie sein. Und Ärzte müssen dann mit einem Blick ins Blut und/oder ins Knochenmark den Verdacht bestätigen oder widerlegen.

Unter einer Leukämie versteht man also ein unkontrolliertes Anwachsen einer Population abnorm gebildeter weißer Blutkörperchen, die im ganzen Organismus stattfinden kann. Vornehmlich geschieht es im Knochenmark und im Blut, allerdings können auch Organe sowie Lymphknoten und andere lymphatische Organe betroffen sein.

Die Erkrankung betrifft immer sofort den ganzen Organismus. Mit anderen Worten: Vom Scheitel bis zur Sohle ist diese Erkrankung überall verteilt.

Der berühmte Arzt Rudolf Virchow stellte vor 150 Jahren diese Vermehrung der weißen Blutkörperchen fest und benannte die Krankheit danach (Leukämie = ›Weißblütigkeit‹). Was man zu Virchows Zeiten noch nicht sehen konnte, war der Ursprung der Krankheit im Knochenmark, das man damals auch noch nicht als Organ ansah.

Diagnose

Kommt ein Patient mit Symptomen wie wochenlangem Krankheitsgefühl, Fieber, Bauchschmerzen, Schwäche und dergleichen (siehe dazu auch die Geschichte von Stefan Morsch in Kapitel 1), und es ist kein Entzündungsherd festzustellen, wird eine genaue Blutuntersuchung (Differentialblutbild) durchgeführt. Dadurch erhalten die Ärzte schon die ersten Anhaltspunkte, wenn zum Beispiel die Zahl gewisser weißer Blutkörperchen stark erhöht ist.

Danach macht man meist eine Knochenmarks-Untersuchung. Denn genau dort entsteht die Leukämie, und in der ersten Zeit ist sie auch nur dort nachzuweisen. Erst später, wenn die Leukämiezellen nach und nach in das Blut übergehen, kann man sie auch dort feststellen, aber dann wird der Zustand des Patienten schnell sehr kritisch.

Symptome kann man aber schon haben, bevor die Zellen ins Blut ausschwemmen. Die Patienten spüren schon etwas. Wann (und warum!) die Grenze zwischen dem Knochenmark und dem Blut überschritten wird, ist noch nicht verstanden.

Zur ersten Diagnose gehört die Feststellung einer der vier Hauptarten der Leukämie, ALL, AML, CLL und CML, dazu gleich mehr.

Nötig ist außerdem eine Chromosomen-Untersuchung: In den letzten Jahren hat eine weitere Unterscheidung von Leukämieformen immer mehr an Bedeutung gewonnen; denn **molekulare Veränderungen** beeinflussen sowohl bei akuten als auch bei chronischen Leukämien das therapeutische Ansprechen auf Medikamente. Damit hängt die Prognose des Patienten auch von diesen Chromosomen-Veränderungen ab.

Heute ist es daher zwingend notwendig, die Leukämiezellen bei Erstdiagnose molekular weiter zu untersuchen und zu kategorisieren. Hierzu finden sich moderne Labormethoden (Fluoreszenz-in-situ-Hybridisierung, Zytogenetik, polymerase Kettenreaktion). Wichtig: Diese **Veränderung am Chromosom** findet **nur in den Leukämiezellen** statt. Man hat dann also **keine Erbkrankheit**, denn die Chromosomen sind nicht auf den normalen Zellen des Körpers verändert! Wird sie festgestellt, weiß man auch gleich, wie aggressiv die Leukämie ist, und so kann der Patient eingestuft werden, man weiß dann,

- welcher Therapieplan mit welcher Behandlungsintensität vermutlich gut anschlagen wird,
- welche Mittel der Patient besser verträgt,
- wie hoch die Wahrscheinlichkeit eines Rückfalls ist und
- welche Aussichten der Patient insgesamt hat.

Für die Chromosomen-Untersuchungen braucht der Patient ein wenig Geduld. Sie werden in Speziallaboren durchgeführt, die es nicht in jeder Stadt gibt, benötigen viel Sorgfalt und auch Zeit: sieben bis zehn Tage dauert es, bis das Ergebnis da ist, ob die Leukämie-Chromosomen verändert sind und in welcher Weise. Für die parallel bereits beginnende Behandlung macht das aber zunächst keinen Unterschied; die ist am Anfang für alle Leukämie-Patienten gleich. Siehe dazu ausführlich Kapitel 3.

Von den Chromosomen-Veränderungen gibt es sehr viele verschiedene, allein ihre Aufzählung füllt an die 40 Seiten, und sie werden in diesem Buch nicht alle genannt. Wichtig zu wissen ist, dass die Ärzte am Anfang versuchen, das Risiko abzuschätzen. Und danach gestalten sie dann den Behandlungsplan.

In diese »Stratifikation« fließt auch das Alter des Patienten ein, seine Vorerkrankungen und sonstige Belastungen, insgesamt: sein biologisches Alter. Über manche Entscheidungen berät man sich gemeinsam mit dem Patienten, der natürlich vor allen Behandlungsschritten nach seinem Einverständnis gefragt wird.

Natürlich kommt es vor, dass ein Patient sich aus verschiedenen Gründen gegen eine bestimmte Behandlung entschließt (zum Beispiel »Ich möchte nicht so viel Chemo«). Dann wird gemeinsam mit den Ärzten überlegt, wie man ihm trotzdem so gut wie möglich helfen kann.

Warum bekommt man Leukämie?

Man kann beobachten, dass es einen Zusammenhang mit hoher radioaktiver Bestrahlung gibt. Jedoch erkranken auch Menschen an Leukämie, die niemals einer derartigen Belastung ausgesetzt waren. Allerdings gibt es entgegen bisheriger Annahmen dabei offenbar keine Untergrenze, und eine anhaltende Niedrigdosis wirkt genauso krebserregend wie eine einzige höhere Akutbelastung. Leukämie ist bei Personen mit mehr als 30-jähriger Tätigkeit in der Radiologie doppelt so häufig wie im Bevölkerungsdurchschnitt.

Entsprechend gibt es auch einen Zusammenhang mit häufigen Röntgenuntersuchungen. Und auch erhöhte chemische Belastungen, also Giftstoffe aus der Umwelt oder menschengemachte Stoffe, scheinen eine Rolle beim Leukämie-Risiko zu spielen. Bei verschiedenen Zellgiften ist bekannt, dass sie Leukämie auslösen können. Jedoch kann man beim einzelnen Patienten nur selten eine eindeutige Ursache herausfinden. Die erste Frage, die ein Patient stellt, ist oft genau diese:

»Warum habe gerade ich diese Krankheit bekommen?«

Was ist die Ursache? Weitere Fragen können auftauchen: Habe ich etwas falsch gemacht? Kann ich es rückgängig machen? Kann ich durch eine Änderung meines Lebensstils der Krankheit den Kampf ansagen? Wer oder was ist schuld?

Anders als bei manchen anderen Krebsarten wie Lungenkrebs (Ursache oft: Rauchen) oder anderen Krankheiten wie Herzinfarkt (Ursache oft: Bewegungsmangel, starkes Übergewicht, Stress und Rauchen) kann man bei Leukämie die Ursache nur in weniger als einem Prozent der Fälle ermitteln. Raucher haben allerdings auch bei Leukämie ein höheres Risiko als Nichtraucher.

Eine spezielle Frage ist die nach den Ursachen für Leukämie bei Kindern. Eltern sollten sich grundsätzlich nicht mit Schuldvorwürfen quälen, denn man kennt die Ursache meist nicht – und die Selbstvorwürfe der Eltern nützen dem Kind auch nichts.

Leider muss man sagen, dass man für die Suche nach den Gründen auch meist nicht viel Zeit hat. Man sollte sofort mit der Behandlung beginnen. Welche Möglichkeiten gibt es da? Das hängt unter anderem davon ab, ob es sich um eine akute oder eine chronische Leukämie handelt.

Einige Arten der Leukämie sind mit einer Veränderung der Chromosomen verbunden, den sogenannten Mutationen. Da fragen sich natürlich die Angehörigen nicht nur: Wird mein Verwandter überleben? Sondern auch: Ist das erblich? Bin ich, sind meine Kinder auch gefährdet? Dafür ist es wichtig zu wissen:

Diese **Chromosomen-Veränderung** findet sich nicht in allen Körperzellen des Kranken. sondern nur in den veränderten, **nur in den Leukämiezellen!** Sie werden also nicht vererbt.

Formen der Leukämie

Bei den verschiedenen Ausprägungen der Leukämie-Krankheit fallen als Erstes zwei große Gruppen auf: akute Leukämie und chronische Leukämie. Dabei geht es vor allem um das Tempo, in dem sich die Krankheit im Knochenmark und dann im Körper ausbreitet.

Akute Leukämie

Kommt es zu einer akuten Leukämie, so machen sich schnell allgemeine Symptome bemerkbar: Infektanfälligkeit, ein Einbruch der Leistungsfähigkeit, Blutungszeichen oder andere Symptome. Klärung bringt häufig bereits ein schneller Blick ins Blut – allerdings kann man so nicht immer eine akute Leukämie mit Sicherheit ausschließen oder bestätigen. Daher müssen häufig Untersuchungen des Knochenmarks durchgeführt werden.

Akute Leukämien zeichnen sich dadurch aus, dass sie nach kurzer Vorlaufzeit meist von einigen Wochen, in der der Patient sich schon schlecht fühlt, voll ausbrechen. Der Zustand der Patienten verschlechtert sich auch schnell und zusehends. Eile ist daher geboten – die Diagnostik wird schnell betrieben und eine Therapie noch innerhalb von Stunden oder wenigen Tagen auf den Weg gebracht. Es gilt, eine große Menge von Leukämiezellen zu behandeln und auszulöschen. Das Besondere an akuter Leukämie ist im Unterschied zu anderen Krebserkrankungen, dass die Krankheit sofort im ganzen Organismus verteilt ist – dafür sorgt das erkrankte Blut tragischerweise ja selbst. Hier kann man nichts operieren. Und auch eine Strahlentherapie würde nichts bringen, da man keine bestimmte Stelle im Körper hat, die betroffen ist.

Diese Erkrankungen kann man nur mit Medikamenten behandeln, die entweder geschluckt, unter die Haut gespritzt (subkutan) oder in die Vene (intravenös) eingeleitet werden. Grundprinzip ist immer, dass die Substanzen, welche hier wirken sollen, sich im gesamten durchbluteten Körper verteilen und überall zur Wirkung kommen müssen.

2.1 Myeloische und lymphatische Leukämie

Außer der Einteilung nach akutem und chronischem Krankheitsverlauf gibt es eine zweite Unterscheidung, nämlich die nach der Herkunft der betroffenen Zellen.

Schauen wir uns noch einmal den »Baum« an, so sehen wir zwei große Äste oder Gruppen.

1. die Äste der myeloischen Blutkörperchen. Sie stammen aus dem Knochenmark und gehen direkt ins Blut über.
2. Daneben gibt es die Äste der lymphatischen Blutkörperchen (auch Lymphozyten genannt), einer Untergruppe der weißen Blutkörperchen. Sie stammen wie alle Blutkörperchen ebenfalls aus dem Knochenmark, müssen aber nach der »Schulzeit« im Knochenmark noch eine »Lehrzeit« im Lymphsystem durchmachen (das Lymphsystem besteht aus Lymphknoten, Thymus, Milz, Mandeln und wieder dem Knochenmark).

Worin besteht diese »Lehrzeit«? Die Lymphozyten lernen dort, welche Stoffe zum Körper des Organismus gehören und welche als fremd anzusehen sind. Dadurch werden sie zu sachverständigen, kompetenten und tüchtigen Mitarbeitern des Immunsystems und dürfen sich dann ins wahre Getümmel stürzen: in das Blut, wo sich einige Unterarten von ihnen sogar amöbenähnlich aus eigener Kraft bewegen können – jedenfalls solange die Leukämie-Zellen nicht mit ihrem Störfeuer dazwischenkommen.

Es gibt also zwei verschiedene Formen der akuten Leukämie:

ALL = akute lymphatische Leukämie
AML = akute myeloische Leukämie

Genaueres dazu im nächsten Kapitel über Behandlung der verschiedenen Leukämie-Arten.

Chronische Leukämie

Die sich unkontrolliert vermehrenden Blutzellen sind bei den chronischen Leukämien ausdifferenziertere, »erwachsene« Blutzellen (während es bei den akuten Leukämien eher undifferenzierte, »junge« sind). Chronische Leukämien sind schleichende Erkrankungen, bleiben oft über einen längeren Zeitraum unbemerkt und schreiten relativ langsam fort.

2.2 Chronisch myeloische Leukämie (CML)

- Häufigkeit: Rund ein Fünftel aller Leukämien wird durch die chronisch myeloische Leukämie repräsentiert. Für ganz Deutschland rechnet man mit nahezu 2 000 Neuerkrankungen pro Jahr.
- Altersverteilung: Die Häufigkeit steigt mit dem Alter an, jedoch gibt es in seltenen Fällen auch sehr junge Patienten. In der Kindheit ist dies eine Rarität.
- Beginn/Auslöser: Es ist mit großer Wahrscheinlichkeit zur Mutation in einer Stammzelle oder einer der Stammzelle nahe stehenden Zelle gekommen.
- Besonderheiten und Aussichten: Nahezu alle CML-Patienten zeigen in den Leukämiezellen das sogenannte Philadelphia-Chromosom (Translokation von Chromosomenmaterial zwischen

den Chromosomen 9 und 22). – Noch im letzten Jahrhundert war die CML ein nahezu sicheres Todesurteil in wenigen Jahren, wenn es nicht gelang, einen passenden Stammzellspender zu finden und eine allogene Stammzell-Transplantation erfolgreich durchzuführen. – Heute muss man an einer CML nicht mehr sterben. Das Langzeit-Überleben mit CML liegt bei 90 Prozent. Das bedeutet nicht Heilung. Wenn man mit molekularen Methoden nach der Leukämie sucht, findet man immer noch Spuren im Blut oder im Knochenmark oder im Körper. Bei vielen Patienten wächst die Leukämie, wenn man die Medikamente absetzt, geschwind wieder hoch. Es scheint aber auch einige Leukämie-Arten zu geben, die dann sozusagen stillhalten – warum, weiß man nicht.

- Diagnose: Wahrscheinlich wächst diese Erkrankung schon über Jahre, bevor sie durch Zufall (häufig durch eine routinemäßige Blutuntersuchung beim Betriebsarzt) oder eine Symptomatik entdeckt wird.

- Symptome: Im Unterschied zu den akuten Leukämien verläuft hier das Geschehen im Knochenmark deutlich langsamer.

2.3 Chronisch lymphatische Leukämie (CLL)

- Häufigkeit: Die chronisch lymphatische Leukämie ist die häufigste Leukämie der Menschen in den industrialisierten Ländern.

- Altersverteilung: In früheren Zeiten hatte sie den Beinamen Altersleukämie. Das lag daran, dass diese Leukämie damals überwiegend bei älteren Menschen gefunden wurde. Nichtsdestotrotz tritt sie auch bei Jüngeren auf, wenngleich seltener.

- Beginn/Auslöser: Die CLL zählt zu den sogenannten niedrig malignen B-Zell-Non-Hodgkin-Lymphomen. Hier vermehrt sich ein Klon von nicht funktionstüchtigen Lymphozyten in den Lymphknoten, im Knochenmark oder den lymphatischen Organen. Häufig sind diese dann auch in großer Anzahl im Blut zu finden.

- Besonderheiten und Aussichten: Die Medizin vermutet einen ganzen Topf von verschiedenen Subformen dieser Erkrankung. Auch hier können mehr und mehr unterschiedliche Chromosomveränderungen nachgewiesen werden. Einige davon weisen auf eine besonders ungünstige Prognose für den Verlauf der Erkrankung hin. Allen voran ist dabei die Mutation im Chromosom 17 (17P) zu nennen.

- Diagnose: Die Erkrankung wird in jungen sowie in älteren Jahren häufig als Zufallsbefund erhoben. Manchmal fallen die Patienten mit mehreren 100 000 Lymphozyten pro Mikroliter Blut auf.
- Symptome: Diese hohe Anzahl von Zellen bewirkt entgegen den anderen Leukämien aber keine wesentliche Beeinträchtigung der Fließeigenschaft des Blutes. Dies liegt daran, dass es sich hier um sehr kleine Zellen handelt. Immunologisch ist diese Leukämie im Gegensatz zur CML ein großer Defekt des Immunsystems, so dass es nicht selten zu schweren und wiederholten Infekten des Patienten kommt.

Wie hoch ist die Wahrscheinlichkeit zu erkranken?

Leukämien machen in Deutschland etwa 2,4 Prozent aller Krebserkrankungen aus, sind also im Vergleich zu anderen Tumorerkrankungen, wie zum Beispiel der Brust, des Dickdarms oder der Lunge, relativ selten.

Pro Jahr erkranken in Deutschland etwas mehr als 11 400 Menschen an Leukämien, davon

- etwa 15 Prozent an einer CML,
- etwa 30 Prozent an einer CLL und
- ungefähr 50 Prozent an den akuten Formen ALL und AML. Die Häufigkeit ist hier bei Erwachsenen und Kindern entgegengesetzt:
  - Kinder bekommen zu 85 Prozent ALL, zu 15 Prozent AML.
  - Erwachsene zu 15 Prozent ALL, zu 85 Prozent AML.

Zum Vergleich: An Brustkrebs erkranken in Deutschland jährlich mehr als 71 700 Frauen, an Dickdarmkrebs jeweils rund 35 300 Männer und 30 000 Frauen.

Fast 75 Prozent aller Leukämiepatienten sind zum Zeitpunkt der Diagnose über 60 Jahre alt. Männer erkranken an Leukämie etwas häufiger als Frauen. 500 bis 600 der Patienten sind Kinder unter 15 Jahren.

Heilungschancen damals und heute

Woran stirbt man genau? Das kann sehr verschieden sein. Bei einer akuten Leukämie sind die kranken Blutzellen relativ groß. Sie vermehren sich, wenn medizinisch nichts geschieht, schnell. Hat man dann 300 000 weiße Blutkörperchen pro Mikroliter Blut (also pro Tausendstel Milliliter), was sehr viel ist, dann wird die Fließeigenschaft des Blutes beeinflusst, die sogenannte Rheologie. Die Blutgefäße können schlicht verstopfen.

So kann ein Blutkranzgefäß im Herzen verstopft werden oder im Gehirn oder in der Leber. Gesunde Blutzellen werden nicht mehr produziert. Oder Blutgerinnung fehlt, also kann man auch innerlich verbluten. Die Leukämie ist der Auslöser, die hat den Patienten zu Tode gebracht, aber welches Organ als erstes versagt oder welches die Todesurache sein wird, kann man nie vorhersagen.

Noch Ende der 1970er Jahre bedeutete eine Leukämie-Diagnose statistisch für mehr als die Hälfte der Erkrankten das Todesurteil. Daran hat sich viel geändert.

Durch die Weiterentwicklung und die gewachsene Erfahrung mit Stammzell-Transplantation von Fremdspendern sind die Aussichten in den letzten 30 Jahren wesentlich besser geworden. Das ist jedoch eine statistische Aussage – noch immer versterben Patienten an Leukämie:

- weil ihre Erkrankung zu heftig und rasch verlief oder
- weil es keinen passenden Stammzellspender für sie gab,
- weil sie die Vorbehandlung nicht vertrugen,
- weil ihr Allgemeinzustand durch andere Erkrankungen schon vorher nicht gut war (dies betrifft vor allem ältere Patienten)
- weil sie die Transplantat-gegen-Wirt-Krankheit (Graft-Versus-Host-Reaktion, GvHD) in heftiger Form bekamen,
- weil sie durch das geschwächte Immunsystem einer Infektion (vor allem Lungenentzündung) nichts mehr entgegenzusetzen hatten oder
- weil sie einen Rückfall bekamen.

3 Was kann man tun?

Aus Sicht des Patienten und ihrer Familien geht alles viel zu schnell; die Diagnose »Blutkrebs« ist ein enormer Schock. Wenn eine Leukämie festgestellt wird, müssen als Erstes zwei Dinge geklärt werden: Welche Klinik ist die richtige für diese Erkrankung? Und wie viel Zeit haben wir? Wie schnell muss die Behandlung losgehen, und wie lange wird der Patient leben, wenn nicht behandelt wird? Welcher Leukämie-Typ ist es? Und wie schnell müssen wir entscheiden?

Der Arzt will, dass Patient und Angehörige möglichst genau verstehen, was für eine Krankheit Leukämie ist, welche Therapiemöglichkeiten es gibt und wie gut die Aussichten der verschiedenen Behandlungsalternativen sind. Dazu kehren wir noch einmal zum Bild des Baums aus dem 2. Kapitel zurück.

Wir haben uns an dem Bild klargemacht, wie unsere Blutkörperchen aus dem Knochenmark entstehen, sich entwickeln, differenzieren in die verschiedenen Arten, wachsen, sich vielfach teilen und währenddessen aus dem Knochenmark »heraustreten« in das Blut.

Wir haben gesehen, wie bei einer Leukämie die fehlgebildeten, unreifen Blutzellen überhandnehmen und sich zuerst im Knochenmark breitmachen, danach in das Blut übergehen und die richtigen Blutkörperchen daran hindern, ihre Arbeit zu tun.

Wie können wir diese Blasten, wie die unreifen Zellen, die Leukämie-Zellen auch genannt werden, bekämpfen? Da es sich um eine Krebserkrankung handelt, wirkt auch hier Chemotherapie; Zytostatika oder Zellgifte sind andere Wörter dafür.

Leider wirken Zytostatika nicht nur gegen die Krebszellen, sondern auch gegen gesunde Zellen unseres Körpers, die wir eigentlich noch brauchen. Sie wachsen zwar nach, aber die Behandlung ist trotzdem sehr unangenehm. Zum Glück gibt es inzwischen viele Medikamente gegen die Nebenwirkungen der Chemotherapie.

Wie sieht diese Behandlung in unserem Baum aus?

Chemotherapie: Künstlicher Winter

Eine Chemotherapie wirkt wie ein künstlich herbeigeführter Winter, nach dem die Blätter, also die Blutkörperchen, wieder nachwachsen – auch wenn man es manchmal vorher nicht glauben kann, so braun und dürr wie die Zweige aussehen. Die Chemotherapie macht den ›Baum‹ sozusagen kahl: Vom peripheren Blut bis hin ins Knochenmark zerstört sie die Blutzellen. Wenn sie endet, wächst aus den Stammzellen alles wieder nach, aber das dauert ein paar Wochen.

Diese Prozedur kann man mehrmals durchführen. Jedes Mal prüft man hinterher, wie viele gesunde und wie viele kranke Zellen nachgewachsen sind. Denn die Leukämie-Zellen kann man im Labor recht gut erkennen – und wenn sie einen molekularen Marker (eine Chromosomen-Veränderung) haben, kann man sie sogar messen. Und immer hofft man, dass die Leukämie-Zellen irgendwann nicht mehr nachwachsen.

Nehmen wir an, man hat das vier Mal gemacht – und nun sind plötzlich, nach einem Dreivierteljahr, wieder genau so viele schädliche Zellen da wie am Anfang. Der Patient hat eine mehr oder weniger lange medikamentöse Therapie hinter sich, die Leukämie war für eine Weile verschwunden, es kam aber leider ein Rückfall. Warum?

Wahrscheinlich haben wir nicht alle Leukämie-Zellen erwischt. Die, die ganz unten im Wurzelbereich sitzen – im Knochenmark –, dürfen wir aber auch gar nicht erreichen. Dort steht ein Stoppschild für die Chemotherapie. Wir müssen aufhören, weil wir sonst die gesunden Stammzellen mit zerstören würden, die man aber braucht, damit neue Blutkörperchen entstehen können.

Mediziner wissen aus Erfahrung, wie viel Chemotherapie ein gesunder Mensch, wie viel sein Knochenmark verträgt. An diese Grenze hat man sich über Jahre und Jahrzehnte in Studien herangetastet.

Was kann man bei einem Rückfall tun? Wie kann man die Behandlung dennoch intensivieren und auf Dauer wirksam machen?

Stammzell-Transplantation

Einfrieren und neu anfangen? Autologe Stammzell-Transplantation

Irgendwann kam jemand auf die Idee: Könnte man die Stammzellen des Patienten nicht vor der extremen Therapie schützen, indem man sie herausnimmt und einfriert in minus 194 Grad Celsius kaltem flüssigem Stickstoff? Dann könnte man eine Hochdosis-Chemotherapie und/oder eine Strahlentherapie geben, bei der restlos alle Leukämie-Zellen abgetötet werden. Und dem Patienten danach die überlebensnotwendigen Stammzellen wieder zurückgeben. Diese Therapie nennt man *autologe Stammzell-Transplantation*, also mit eigenen Stammzellen. Leider funktioniert sie nicht bei allen Leukämie-Varianten, zum Beispiel nicht bei der ALL Philadelphia positiv. Denn im eigenen Stammzellpräparat können einzelne Krebszellen übriggeblieben sein, die mit der Rückführung der Stammzellen wieder in den Körper gelangen. Man kann die Stammzellen zwar vorher untersuchen, aber es gibt keine hundertprozentige Sicherheit, dass keine Leukämie-Zellen mehr darin sind. Bei akuten und chronischen Leukämien wird die Methode deshalb nur selten angewandt, dafür bei der Behandlung des multiplen Myeloms und der Lymphome.

Der Vorteil dieser Methode ist, dass die eigenen Stammzellen nicht so viel »Aufruhr« in den Körper bringen wie fremde (siehe dazu den Abschnitt »Fünf Risiken und ein großes Plus«).

Muss man den ganzen Baum fällen?
Allogene Stammzell-Transplantation

War vielleicht die Idee richtig, aber die Umsetzung falsch? Sollte man den Baum komplett fällen und mit den Wurzeln entfernen – und dann daneben einen neuen, gesunden Baum pflanzen?

Das ist eine radikale Idee. Aber sie hat schon oft funktioniert: Man zerstört geplant das gesamte Knochenmark des Patienten, in dem die Krankheit so hartnäckig sitzt – um sie endlich komplett zu beseitigen. Das geschieht durch eine Ganzkörperbestrahlung plus Chemotherapie oder durch mehrere verschiedene Chemotherapien. Man nennt dies *Konditionierungs-Therapie*, und sie birgt auch ein Risiko. Sie bedeutet nämlich: Der Patient hat von diesem Moment an kein Knochenmark mehr, also kein Blutbildungssystem und kein Immunsystem.

Kann man so etwas überhaupt überleben? Das ist eine berechtigte Frage. Der Organismus kommt hier in eine extreme Situation, in gewisser Weise an einen Nullpunkt, durch den er gehen muss. Der Patient muss sehr gut geschützt werden, vor allem vor Infektionen. Die Eingriffe werden also nur in spezialisierten, hochabgeschirmten Abteilungen ausgeführt.

3.1 Woher kommen die Stammzellen?

Stammzellen kann man auf zwei verschiedenen Wegen gewinnen: 1. Knochenmark aus dem Beckenknochen entnehmen, man nennt dies Knochenmark-Transplantation, 2. sogenannte periphere Stammzellen durch Zentrifugation aus dem Blut gewinnen, man nennt dies Stammzell-Transplantation.

Die ersten Knochenmark-Transplantationen (1969 durch E. Donnall Thomas, Seattle) und dann die ersten Stammzell-Transplantationen (in Deutschland 1975) geschahen mit Stammzellspendern aus den Familien der Patienten, meist Geschwistern, deren Immunsystem eine möglichst große Ähnlichkeit mit dem des Patienten hatte (wie erwähnt, ist dafür nicht jeder Verwandte geeignet, auch nicht jeder nahe Verwandte, was oft zu Enttäuschungen führt).

Die erste Stammzell-Transplantation eines Europäers mit einem Fremdspender, also einem nicht verwandten Spender, dessen genetische Merkmale überprüft wurden und die größte Ähnlichkeit mit denen des Patienten hatten, geschah 1984 und ist Gegenstand dieses Buches: Patient war damals der 16-jährige Stefan Morsch, dessen Geschichte im 1. Kapitel erzählt wird.

3.2 Wie funktioniert die Transplantation?

Die Transplantation der neuen Stammzellen des Spenders erfordert übrigens keine Operation, sondern kann wie eine Bluttransfusion über einen Venenkatheter gegeben werden – unabhängig davon, wie die Stammzellen gewonnen wurden. Die Stammzellen suchen sich alleine ihren Weg in das Knochenmark, wo sie festwachsen und damit beginnen, neue Blutkörperchen zu bilden.

So wächst allmählich das neue »Bäumchen« heran, mit Erythrozyten, Thrombozyten und Leukozyten. Ungefähr nach zwei oder drei Wochen beginnt sich der Zustand des Patienten langsam zu bessern. In den kommenden Monaten und Jahren kann wieder genau so ein großer, vollständiger »Baum« entstehen wie der erste. Knochenmark, Blutbildung, Immunsystem: Alles wird wieder funktionieren.

Der Patient hat nun allerdings eine neue Blutgruppe, nämlich die des Spenders (falls sie nicht sowieso übereinstimmte, was nicht immer der Fall sein muss). Er hat auch keinen Impfschutz mehr – dieser muss erneuert werden. Und auch die erworbene Immunität gegen bestimmte Kinder- und andere Infektionskrankheiten ist verschwunden.

Diese Therapie ist eine hochaufwendige Sache, aber auch eine Errungenschaft, und sie hat schon viele Leben gerettet.

Ist Knochenmarkspende besser als Stammzellspende?

Beide Methoden sind sehr gut. Die Stammzell-Transplantation ist moderner. Sie ist auch schonender für den Spender, der für die Stammzellspende keine Narkose benötigt, für die Knochenmarkspende jedoch eine Vollnarkose.

Statistisch gesehen ist die Überlebensrate bei beiden Methoden gleich. Beide Therapien können also gleich viel. Für welche Methode man sich entscheidet, entscheiden Ärzte mit ihrer Erfahrung. Es hängt ab von der Leukämie-Art, vom Spender und vom Empfänger: Die meisten Empfänger von Knochenmarkspenden sind Kinder.

Von allen Transplantationen sind etwa 14 Prozent Knochenmarkspenden, die restlichen 86 Prozent periphere, also aus dem Blut gewonnene Stammzellen.

Fünf Risiken und ein großes Plus

Die Stammzell- und die Knochenmark-Transplantation haben schon viele Leben gerettet, aber nicht alle. Es ist, wie schon erwähnt, eine sehr extreme Behandlung. Was spricht dagegen, was dafür? Über welche Risiken muss man genau Bescheid wissen, bevor man sich dazu entschließt? Und was sind die Vorteile?

Erstes Risiko: Toxizität

Übersetzt bedeutet das »Giftigkeit«, und gemeint ist die Vorbehandlung. Wie oben beschrieben, belastet die mehrfache Chemotherapie und die Bestrahlung den Körper bis an die Grenzen des Möglichen. Die bekannten Nebenwirkungen der Chemotherapie hat man zwar heute besser im Griff, man gibt Medikamente dagegen, aber trotzdem leidet der Körper natürlich unter diesem massiven Eingriff.

Es gibt nur wenige Mittel, um das zu steuern; mit ihrer Hilfe versucht man bei jedem Patienten, individuell den goldenen Mittelweg zu finden. Die Erfahrung, mit der man in größter Sorgfalt die Dosierungen der Chemotherapie und der Bestrahlung wählt, sagt, dass 97 Prozent der Patienten die Behandlung gut überstehen. Aber leider tragen drei Prozent einen körperlichen Schaden davon. Ist der Schaden bleibend, zahlt der Patient einen hohen Preis für diese Behandlung.

Die Toxizität ist also ein einigermaßen einschätzbares, aber nicht hundertprozentig beherrschbares Risiko.

Zweites Risiko: Infektionsgefahr

Mit der geplanten Ausschaltung des (kranken) Immunsystems als erstem Schritt der Behandlung verfügt der Körper über keine Abwehrkräfte mehr – bis das Immunsystem langsam wieder zu wachsen beginnt. Es ist erstaunlich, dass man so etwas überhaupt überleben kann. Aber man ist noch monatelang sehr anfällig für Infektionen, auch wenn man schon aus dem Krankenhaus entlassen ist. Man stirbt nicht gerade »an einem Schnupfen«, wie es manchmal heißt, aber eine Lungenentzündung kann man leicht bekommen und daran auch sterben.

Gegen diese Gefahr werden prophylaktisch Antibiotika, Antipilzmittel, Antivirusmittel gegeben. Damit kann man das Risiko reduzieren, und man kommt in der Regel gut durch.

Drittes Risiko: Abstoßung

Die ganze Behandlung ist eine Gratwanderung. Es ist nicht einfach, genau so viel Chemotherapie zu geben, dass gerade alle Stammzellen abgetötet werden, aber der Patient nicht an den Nebenwirkungen des Medikaments verstirbt. Die Folge: Auch wenn das Transplantat beziehungsweise dessen Spender überaus sorgfältig ausgesucht wurde, kann es passieren, dass der Körper des Patienten die gespendeten Stammzellen mithilfe einzelner verbliebener Immunzellen abstößt.

Eine bestimmte Art der weißen Blutkörperchen, die T-Lymphozyten, können therapieresistent sein. Wie geht das? Sie »verstecken« sich irgendwo, haben nicht viel Stoffwechsel und teilen sich nicht. (Zellen sind in dem Moment besonders empfindlich gegen Chemotherapie, in dem sie sich in zwei Tochterzellen teilen.)

Nehmen wir also an, eine gewisse Anzahl dieser Blutkörperchen hat die Strahlen- und Chemotherapie überstanden. Sie sind ja so etwas wie der Sicherheitsdienst des Körpers, und sie können erkennen: Da ist etwas Fremdes hereingekommen – nämlich die Stammzellen des Spenders. Die übriggebliebenen Immunzellen machen nun das, was sie gelernt haben und wozu sie »angestellt« wurden: Sie greifen das Transplantat an und stoßen es ab. Das passiert in etwa drei bis fünf Prozent aller Transplantationen.

Woran merkt man das? Man stellt nach zwei oder drei Wochen fest, dass keine neuen Blutkörperchen nachwachsen. Oder es wachsen welche nach, die dann wieder verschwinden, was dramatisch ablaufen kann: mit hohem Fieber und anderen Infektzeichen und Kreislaufproblemen. Und plötzlich sind gar keine Blutkörperchen mehr da.

Es gibt eine Untersuchungsmethode, mit der man messen kann, ob die Zellen im Blut und im Knochenmark des Empfängers von diesem selbst oder vom Spender stammen. Damit kann man feststellen, ob das Transplantat angewachsen ist oder ob es völlig verdämmert.

Das ist eine extrem gefürchtete Komplikation. Das Einzige, was dann hilft, ist eine erneute Transplantation – und davor eine Therapie speziell gegen die im falschen Moment wachsamen T-Zellen. Das wird dann noch aufwändiger und komplizierter. Man versucht es natürlich trotzdem, aber die Aussichten für den Patienten werden dadurch natürlich nicht besser.

Viertes Risiko: Graft-Versus-Host (GvH)

Auch der Spender hat T-Zellen, seine eigene »Werkspolizei«. Seine T-Zellen gelangen mit den gespendeten Stammzellen zusammen in einen neuen Körper, den des Empfängers, für sie eine neue »Firma« – und dort erkennen sie natürlich *alles* als fremd.

Und Fremdes greifen T-Zellen an; dazu sind sie da. Natürlich wurde der Spender so ausgewählt, dass seine Merkmale denen des Empfängers möglichst ähnlich sind, aber manchmal reicht das nicht. Die gefürchtete Reaktion heißt übersetzt »Transplantat-gegen-Wirt-Krankheit« (*graft* englisch für ›Transplantat‹), und die Transplanteure haben davor am meisten Angst, weil sie dies so schwer kontrollieren können.

Wie äußert sich GvH? Vor allem an drei Organen:

3.3 Haut

Die Haut kann rot werden und Blasen werfen. Das ist schmerzhaft und kann sogar lebensgefährlich werden.

3.4 Darm

Man sieht es nicht, aber auch der Darm arbeitet manchmal nicht mehr richtig, man bekommt Durchfall, der Darm kann bluten, das ist eine der schwierigsten Komplikationen in der ganzen Sache: schwer zu beherrschen, und leider sterben manche GvH-Patienten daran.

3.5 Leber

Die Immunzellen des Spenders greifen auch die Leber an, und wenn die Leber nicht funktioniert, kann man nicht lange leben.

Das sind bedrohliche Komplikationen, vor denen die Ärzte große Angst haben und die man nicht leicht behandeln kann.

GvH tritt wie andere Krankheiten in akuter und chronischer Form auf. Bis zum Tag 100 nach der Transplantation wird sie als akut bezeichnet, danach als chronisch.

3.6 Akute GvH

Die akute Form kann lebensbedrohlich sein. Man hat aber in der modernen Transplantationsmedizin geeignete Vorbeugung und Behandlung dagegen und kann die akute GvH so bei fast allen Transplantations-Patienten vermeiden.

3.7 Chronische GvH

Die chronische Form greift neben den drei oben genannten noch andere Organe an und schränkt sie in ihrer Funktion ein. Dagegen muss der Patient auf Dauer Medikamente beziehungsweise Therapie bekommen, so kann der Effekt unterdrückt werden. Diese Form gerät in seltenen Fällen außer Kontrolle und gefährdet dann ebenfalls das Leben des Patienten.

Die Graft-Versus-Host-Reaktion ist der Grund, warum seltener Frauen als Spender ausgewählt werden als Männer. Jeder Mensch entwickelt eigene sensibilisierte Immunzellen in seinem Körper. Frauen, die schwanger sind, haben Kontakt mit dem für sie fremden Eiweiß des Kindes, wodurch sich ihr Immunsystem aktiviert. Gerade dieses aktivierte Immunsystem kann dann beim Empfänger der Spende umso mehr die neue Umgebung als fremd erkennen und angreifen.

Damit es gar nicht erst zur GvH kommt, gibt man dem Patienten schon vor der Transplantation eine sogenannte Immunbremse mit, also immununterdrückende Medikamente. Diese Mittel setzen den T-Zellen des Spenders sozusagen Scheuklappen auf. Damit können sie nicht mehr gut »gucken« und können nicht zwischen verwandt und unverwandt, fremd oder eigen unterscheiden, und dann greifen sie nicht so heftig an. Das funktioniert!

Danach öffnet man diese Scheuklappen ganz langsam und allmählich, und nach ein paar Monaten kann man sie dann hoffentlich ganz weglassen. Denn die Fähigkeit der neuen T-Zellen zum Bekämpfen tatsächlicher Feinde wird ja gebraucht.

Im Idealfall müssen Patienten nach einem halben oder ganzen Jahr keine immununterdrückenden Medikamente mehr nehmen.

Fünftes Risiko: Rückfall

Trotz aller Vorbereitung können einzelne Leukämie-Zellen auch nach einer Stammzell-Transplantation zurückgeblieben sein, wieder aktiv werden und für einen erneuten Krankheitsausbruch sorgen.

Das große Plus: Transplantat-gegen-Leukämie-Reaktion (GvL)

Dieselben Teile des transplantierten Immunsystems, die die gefürchtete GvH hervorrufen, haben auch eine Potenz, die wir schätzen und auf die wir bei jeder Stammzell-Transplantation hoffen: Sie können verbliebene Rest-Leukämie im Körper des Empfängers ausmerzen. Sie können also richtig erfolgreiche Anti-Krebs-Kämpfer sein!

Man nennt das Graft-versus-Leukemia, also »Spender-gegen-Leukämie-Reaktion«, und man nimmt inzwischen sogar an, dass nicht nur die Chemotherapie, sondern − mehr noch − das transplantierte Immunsystem durch diesen Effekt zur Heilung führt.

Auf dieser Seite haben weibliche Spender einen wichtigen Vorzug, denn ihr Immunsystem ist wahrscheinlich effektiver in dieser antileukämischen Wirkung. Leider können sie auf der anderen Seite das Leben des Patienten gefährden, weil ihre Stammzellspende statistisch gesehen mit höherer Wahrscheinlichkeit die Transplantat-gegen-Wirt-Reaktion (GvD) hervorruft. Aber genau deshalb werden ja die Merkmale (siehe unten) der Spenderinnen so gründlich auf Übereinstimmung geprüft.

Welches ist die richtige Therapie?

Wie wählt man sie aus, und wie sieht sie im zeitlichen Ablauf aus? Für jeden Patienten wird sein ganz spezieller Therapieplan erstellt, und dabei spielen neben viel Information auch Argumente des Patienten eine Rolle.

Wenn die Diagnose gestellt ist und alle Untersuchungen gemacht sind, ist für Patienten fast immer eine Frage am wichtigsten: »Wann kann ich wieder nach Hause?« In einem ausführlichen Gespräch werden ihnen dann die Möglichkeiten erklärt. Ob man sich für eine reine Chemotherapie entscheidet oder schon bald für eine Stammzell-Transplantation, das hängt von vielen Dingen ab. Die wichtigsten sind: Ist es eine akute oder eine chronische Leukämie? Der zeitliche Ablauf der Behandlung ist dabei völlig verschieden. Manche Leukämien sind gut zu behandeln, andere außerordentlich schwer.

Zuerst wird aber geschaut, was bei der Diagnose herausgekommen ist:

- Wird der Patient in der nächstgelegenen Zukunft mit konventioneller Chemotherapie ausreichend gut behandelt sein?
- Oder weist seine Leukämie eine eher ungünstige Prognose auf? Sollte man also gleich anfangen, nach einem Spender für eine allogene Stammzell-Transplantation zu suchen?
- Liegt schon ein Rückfall vor nach einer Chemotherapie und kürzerer oder längerer Latenz, also langsamer Wiederkehr der Krankheit (zunächst unsichtbar)?
- Wie alt ist der Patient?
- Wie ist sein sonstiger Gesundheitszustand? Wie sein biologisches Alter?

Jüngere Patienten möchten meist alle Behandlungen, die möglich sind; sie greifen nach jedem Strohhalm. Ältere überlegen sich manches doch zweimal: Lohnen sich diese Strapazen noch?

3.8 AML (Akute myeloische Leukämie)

Bei einer AML muss man sofort handeln. Man beginnt eine intensive, genau geplante Chemotherapie. Dabei gibt es verschiedene Schemata.

Hier beispielhaft eine Möglichkeit von vielen:
Sieben Tage lang Chemo, dann zwei bis drei Wochen Pause, das nennt man eine Induktion, und wieder sieben Tage Chemo. Danach hat der Patient keine weißen Blutkörperchen mehr, denn alle, die gesunden wie die kranken, werden durch die Chemotherapie zerstört. Erst danach beginnen sich neue Blutkörperchen zu bilden; das dauert etwa drei Wochen. Der Patient hat in dieser Zeit keine Abwehrkräfte und muss deshalb die ganze Zeit – abgeschirmt gegen Erreger – im Krankenhaus bleiben.

Wenn man Glück hat, sind nach drei oder vier solchen Zyklen tatsächlich alle von ihnen zerstört. Wenn man viel Glück hat, kommen sie auch nicht wieder.

Nach der Diagnose der akuten Leukämie verbringt man also in jedem Fall erst einmal sieben bis acht Wochen im Krankenhaus, das ist der erste Behandlungsblock (Zyklus). Danach hat man zu Hause zwei oder drei Wochen »Urlaub«, und dann geht es weiter mit dem nächsten »Block«.

Wenn man nur drei Blöcke durchführt, schließt sich eine sogenannte Erhaltungstherapie an – das sind kleinere Chemotherapien, aber über einen Zeitraum von drei Jahren.

Chemotherapie hat einen schlechten Ruf. Sie besteht in vielen verschiedenen hochwirksamen Mitteln, die schon viele Krebskrankheiten geheilt haben, und sie werden trotzdem als zwiespältig empfunden. Sie töten Zellen ab, also Lebendiges – die schädlichen Zellen, aber leider auch gesunde, notwendige Zellen im Körper.

Warum wirken die Mittel so belastend? Und – geht es nicht anders?

Chemotherapie wirkt, ebenso wie Bestrahlung, vor allem gegen Zellen, die sich schnell teilen. Wie erwähnt, sind Zellen besonders empfindlich in dem Moment, in dem sie sich teilen. Und die verschiedenen Zellen in unserem Körper teilen sich verschieden schnell und häufig. Besonders aktive Zellen sind 1. die Krebszellen, 2. die Blutzellen, 3. die Haarfollikel (deshalb der vorübergehende Haarausfall bei Chemotherapie), 4. die Zellen der Schleimhäute, 5. die Zellen, aus denen sich die Nägel bilden.

Inzwischen hat man Schutzmedikamente entwickelt, die gegen die gefürchteten Nebenwirkungen, besonders gegen die Übelkeit, wirken. Von vielen der chemotherapeutischen Mittel muss ein Patient heute nichts oder fast nichts spüren. Bei einer guten Begleitbehandlung mit diesen Schutzmedikamenten wird er individuell »eingestellt«, je nachdem, welche Nebenwirkungen bei ihm auftreten. Haarausfall versucht man durch moderne Chemotherapeutika zu vermeiden, die weniger aggressiv auf die Haarfollikel wirken. Ein Patient merkt also von der Behandlung vor allem, dass sein Immunsystem fehlt, so dass er leicht Fieber bekommt. Immer wieder überfallen ihn neue Infekte. Deshalb haben gute Kliniken in der entsprechenden Abteilung speziell abgeschirmte Zimmer mit Luftfiltereinrichtungen, um so viele der allgegenwärtigen Erreger wie möglich draußen zu halten.

Außerdem fehlen dem Patienten Thrombozyten, so dass er zu Blutungen neigt.

3.9 ALL (akute lymphatische Leukämie)

Bei der ALL geht man ganz anders vor. Da es sich ebenfalls um eine akute Leukämie handelt, kann auch hier am Anfang eine intensive Chemotherapie stehen, muss aber nicht. Die Therapie kann gleich mit vielen verschiedenen kleinen Behandlungseinheiten beginnen: kleinere Chemotherapie-Gaben und Schädelbestrahlung, die nach Abschluss des ersten Blocks auch eine sogenannte Induktion ergeben. Trotzdem bleibt der Patient stationär, denn er hat auch bei dieser Behandlungsart kein Immunsystem und muss geschützt werden. Das kann recht lang werden, mal acht Wochen, mal zwölf, je nachdem, wie schnell sich der Erfolg zeigt. Und auch hier sind nach der ersten Induktion die Blutzellen samt Leukämie-Zellen (hoffentlich) alle zerstört. Die Nebenwirkungen sind durch die weniger intensive Behandlung geringer als bei der AML, und auch hier können sie durch Schutzmedikamente minimiert werden.

Chronische Leukämie

3.10 CLL

Während in früheren Zeiten die CLL nur mit wenigen Chemo-Tabletten behandelbar war, hat die Medizin inzwischen eine große Auswahl unterschiedlich ansetzender Medikamente zur Verfügung. Dabei stehen neben klassischen Chemotherapeutika auch viele neue Medikamente zur Verfügung, mit denen man in den letzten Jahren wesentlich bessere Therapieerfolge erreicht hat. Die neuen Medikamente wirken in Situationen, in denen früher keine therapeutischen Optionen für die Patienten mehr bestanden. Damit ist das Gesamtüberleben mit dieser Erkrankung deutlich wahrscheinlicher geworden, wenngleich eine *Heilung* auch hier nicht möglich ist. Aber man kann mit der Krankheit leben.

Während in früheren Zeiten die autologe und allogene Stammzell-Transplantation als Therapeutikum zum Einsatz kam, wird heute eine autologe Stammzell-Transplantation in der Regel nicht mehr als sinnvoll betrachtet.

Bei besonders jungen Menschen mit dieser Erkrankung, welche auf keine der neuen Therapeutika ansprechen, kann nach wie vor über eine allogene Stammzell-Transplantation nachgedacht werden. Dabei ist diese Form der Transplantation allerdings in der Therapielinie deutlich nach hinten gerückt.

Weitere neue Medikamente gegen diese Erkrankung sind in Erprobung und werden voraussichtlich in den nächsten Jahren zugelassen werden.

3.11 CML

Mit Chemotherapie oder Immunmodulation erreichte man langfristig gesehen stets nur wenig. Nun hat man um die Jahrtausendwende herum einen neuen Therapieansatz entwickeln können, insbesondere für die gefürchteten »Philadelphia«-Varianten der Leukämie. Es gibt sie als CML (chronische myeloische Leukämie) und als ALL (akute lymphatische Leukämie); hier ist die Philadelphia-positiv-Variante die gefährlichste Subform von ALL. In beiden Fällen kommt es auf den Leukämie-Zellen zu einem Austausch von

Material zwischen den Chromosomen 9 und 22 (auch Translokation genannt). Benannt wurden die mutierten Chromosomen nach der Stadt Philadelphia, wo darüber 1960 erstmals auf einem Kongress berichtet wurde.

Das Philadelphia-Chromosom ist das Angriffsziel einer neuen medikamentösen Therapie. Der Wirkstoff *Imatinib* inaktiviert nach dem sogenannten Schlüssel-Schloss-Prinzip die betroffene Zelle und führt so zu deren Absterben.

Das ist etwas gänzlich Neues gegenüber den bis dahin verwendeten Chemotherapeutika, welche auf dem Prinzip des Zellgiftes basierten, also die Zellen überwiegend in der Teilungsphase toxisch zerstörten.

Bei Imatinib müssen die Patienten nicht zur Infusion kommen, sondern nehmen einfach eine Tablette pro Tag ein, und zwar mit erstaunlich wenigen Nebenwirkungen. Durch das sehr elegante Schlüssel-Schloss-Prinzip bleiben alle anderen Organe und Körperzellen weitgehend unbehelligt. Patienten können langfristig, also über Jahre hinweg, dieses Medikament täglich einnehmen und aufgrund der niedrigen Nebenwirkungsrate eine hervorragende Lebensqualität erreichen. (In seltenen Fällen, in welchen diese modernen Therapeutika nicht greifen, ist auch hier nach wie vor die allogene Stammzell-Transplantation als Therapie der Wahl zu empfehlen.)

An einer CML muss man also heute nicht mehr sterben: Das Langzeit-Überleben mit CML liegt bei 90 Prozent; man muss die Imatinib-Einnahme allerdings ständig fortsetzen. Schwierig ist die Diskussion, ob durch diese Medikamente die Erkrankung tatsächlich geheilt ist. Eher scheint es so zu sein, dass auch bei Patienten mit sehr gutem Ansprechen auf diese modernen Medikamente ein Basislevel an Erkrankungen im Blut und im Knochenmark übrigbleibt. Derzeit laufen Studien, um zu prüfen, ob man nach Jahren eines guten molekularen Ansprechens diese Medikamente sogar weglassen kann und der Patient trotzdem keinen Rückfall der Erkrankung erleidet.

Zwischenzeitlich hat die Industrie noch weitere dieser Tyrosin-Kinase-Inhibitoren entwickelt und zur Zulassung gebracht. Für die CML sind neu Nilotinib, Dasatinib, Bosutinib und Ponatinib zugelassen, alle in ähnlichem Wirkmechanismus.

Bei vielen Patienten wächst die Leukämie, wenn man die Medikamente absetzt, allerdings geschwind wieder hoch. Es scheint aber auch einige zu geben, bei denen die Leukämie sozusagen stillhält. Warum, weiß man nicht.

Chemotherapie: Wirkung und Risiken

Leider kommt es immer wieder vor, dass eine Chemotherapie nicht gut wirkt oder die Leukämie nach erfolgreicher Behandlung wiederkommt. (Trotz gründlichster Untersuchungen und trotz aller Erfahrung kann man das leider nicht immer voraussagen.) In diesem Fall schlägt man in der Regel eine Stammzell-Transplantation vor – weil nur sie die Leukämie wirklich mit Stumpf und Stiel ausrotten kann.

Es gibt deshalb im Behandlungsschema mehrere mögliche »Austrittspunkte«, immer nach einer Chemotherapie oder Strahlentherapie, an denen man die Chemotherapie nicht fortsetzt, sondern sofort eine Stammzell-Transplantation plant, mit der man die Krankheit auf einen Schlag zu besiegen hofft.

Bei Leukämien mit bestimmten Chromosomen-Veränderungen, die eine sehr gute Prognose ausschließlich mit Chemotherapie haben, sollte man keine Stammzell-Transplantation machen. Das kann man aus Erfahrung sagen.

Nach vielen Studien und vielen behandelten Patienten spricht der Arzt teils sogar von einer »guten Leukämie«, zum Beispiel bei einer AML mit der Mutation NPM1: Von dieser Art weiß man, dass sie (wenn nicht noch weitere Mutationen vorhanden sind) allein mit Chemotherapie gut zu heilen ist. Für diese Patienten braucht man voraussichtlich keine Stammzell-Transplantation.

Eine andere Leukämie-Art, AML mit der Chromosomen-Mutation FLT3, bedeutet höchstes Risiko. Man beginnt dann parallel mit der Chemotherapie sofort, einen Spender für die Stammzell-Transplantation zu suchen, denn man weiß aus Erfahrung, dass die Krankheit nach einer Chemotherapie immer wiederkommt.

Ähnlich ist es bei der ALL mit der Mutation 9-22-Translokation, auch Philadelphia-positive ALL genannt. Auch dort bekommen alle Patienten nach der Chemotherapie einen Rückfall, auch dort beginnt man sofort mit der Spendersuche.

Die Rolle des Alters

Das Alter spielt eine große Rolle für Patienten mit Knochenmark-Erkrankungen. Sie haben vielleicht nicht mehr den Ehrgeiz, geheilt zu werden. Sie möchten nur noch einige Zeit mit einer vertretbaren Lebensqualität leben und fragen sich vielleicht:

»Muss ich das noch? Brauche ich eine Lebensverlängerung um jeden Preis? Ist das mit meinen Lebenszielen vereinbar oder habe ich erreicht, was ich in meinem Leben erreichen wollte?«

Dann muss man als Arzt auch einmal zuhören und sagen: »Ich verstehe, dieser Patient braucht keine monate- und jahrelange Chemotherapie. Wenn ich ihm jetzt helfe, sich für ein paar Monate einigermaßen wohlzufühlen, seine Angelegenheiten zu ordnen, sich vorzubereiten oder sich zu verabschieden, dann ist ihm auch geholfen.«

In diesem Fall macht man keine Chemotherapie oder nur eine milde ambulante Chemo. Eine gute Möglichkeit ist, diesem Patienten Bluttransfusionen zu geben, um den Mangel an roten Blutkörperchen und Thrombozyten auszugleichen, als Blutspende jede Woche ein bis zwei Mal.

Damit hat der Patient aber noch keine funktionierenden Leukozyten, denn diese kann man nicht zuführen. Das führt zu Fieber und Infekten. Ein paar Monate kann das gutgehen, aber irgendwann führt ein nicht vorhersagbares Problem dann unausweichlich dazu, dass der Patient verstirbt.

Ein anderer Aspekt bei der Behandlung älterer Patienten liegt in ihrer nicht mehr so starken Widerstandsfähigkeit und in den Vorerkrankungen, die sie häufig haben.

Bis etwa 50 oder 60 Jahre werden alle Therapien durchgeführt. Vor allem bei Kindern kann man davon ausgehen, dass sie außer der Leukämie keine anderen Krankheiten haben und sich dank ihrer Lebenskräfte schnell von anstrengenden Behandlungen erholen.

Im höheren Alter wird es schwieriger, weil der Organismus einfach nicht mehr so viel aushält. Von einem Alter von 50 Jahren an gilt man schon als Risikopatient, da häufig neben der Leukämie andere Erkrankungen bestehen, die das Herz-Kreislauf-System betreffen, den Stoffwechsel oder andere Organe, und die einer Dauerbehandlung bedürfen. Dies erschwert natürlich die Therapie der Leukämie entscheidend. Wenn die Patienten solche anderen Erkrankungen haben, kann man keine Hochdosis-Chemotherapie geben und auch keine Stammzell-Transplantation.

Man muss nach dem biologischen Alter des Patienten gehen. Wie gut ist er beisammen? Hat er schon Herzinfarkte gehabt? Hat er eine Leberentzündung gehabt? War oder ist er Raucher, funktioniert die Lunge? Wie stark ist das Herz?

Bei 65 bis 70 besteht dann meistens eine Grenze. Oberhalb von 70 kann man so wie oben beschrieben nur selten behandeln, man braucht dann andere Optionen, die weniger toxisch sind. Dafür gibt es andere, modernere Wege. Es gibt neuere Medikamente, die versuchen, solche Leukämien nicht auszulöschen, sondern unter Kontrolle zu halten, damit man damit ein, zwei Jahre leben kann bei regelmäßiger, aber immerhin ambulanter Therapie. Meistens funktioniert aber dann trotzdem die Blutbildung nicht richtig, diese Patienten müssen immer wieder zum Hämatologen und Transfusionen bekommen. Das schränkt natürlich die Lebensqualität ein. Und trotz aller Bemühung wird die Erkrankung irgendwann durchwachsen, und der Patient wird sterben.

Stammzell-Transplantation bei älteren Patienten?

Bei älteren Patienten sehen die Überlebens- und Heilungschancen anders aus als bei jüngeren:

Wie im vorigen Abschnitt erläutert, machen Vorerkrankungen wie Herz- und Kreislaufkrankheiten eine Stammzell-Transplantation unmöglich oder erschweren sie zumindest und erhöhen die Risiken.

Außerdem muss man ältere Patienten in der Beratung darüber informieren, dass sie in den ersten Wochen bis Monaten nach der Stammzell-Transplantation ein höheres Risiko tragen. Überstehen sie allerdings diese ersten Wochen, wachsen ihre Chancen gegenüber der reinen Chemotherapie. Ein älterer Patient muss sich also gut überlegen, ob er dieses Risiko eingehen soll. (Hingegen wird ein junger Mensch wahrscheinlich nicht lange überlegen, denn seine Chancen steigen in jedem Fall.)

Es kann passieren, dass der Patient die Therapie nicht so gut wie erhofft verkraftet. Das muss man dann rechtzeitig merken und damit aufhören. Oder die Therapie, für die man sich gemeinsam entschieden hat, funktioniert nicht so wie gedacht; dann muss man sie wechseln. Das kann auch bei einem jungen Patienten vorkommen

Alle diese einschneidenden und langfristigen Therapien müssen natürlich mit dem Patienten und seinen Angehörigen ausführlich diskutiert und abgesprochen werden.

Was macht die Stammzell-Transplantation so effektiv?

Wenn zwei Immunsysteme aufeinandertreffen, ist das, als begegneten sich zwei Löwenmännchen, die Anspruch auf dasselbe Rudel und Revier erheben. Friedlich geht es dann auf keinen Fall zu, denn einer muss gewinnen. Und so wie der Sieger häufig alle Jungen seines Rivalen tötet, wird das »siegreiche« Immunsystem alle Zellen des anderen verdrängen und wenn möglich ausschalten.

Der Trick bei der Stammzell-Transplantation liegt darin, dass man die Vorbedingungen dieses Kampfes beeinflusst, indem man vorher die Chancen des gesunden Spender-Immunsystems stärkt. Das des Empfängers wird hingegen absichtlich geschwächt. So kann das Spender-Immunsystem das des Empfängers komplett vernichten – darunter auch die Leukämie-Zellen, denn sie sind ja Teil des Immunsystems.

Die vielen schädlichen Blasten (krankhaft veränderte Blutzellen), die sich rasend schnell vermehren, müssen beseitigt werden, das erledigt eine Chemotherapie und/oder eine Strahlentherapie. Aber wenn das vollständig geschieht, ist damit dem Patienten auch die Möglichkeit abhandengekommen, seine eigenen neuen Blutzellen zu produzieren, ohne die er natürlich nicht weiterleben kann.

So kam man auf die Idee, neue Stammzellen in den Körper zu bringen, die diese Fähigkeit haben: Stammzellen eines gesunden Menschen.

Ebenso wie bei der Bluttransfusion darf man aber auf keinen Fall *irgendwelche* Zellen in den Körper bringen.

Die Nadel im Heuhaufen: Der ideale Spender

Jetzt kehren wir zurück zu der Frage, wie man einem Leukämie-kranken helfen kann. Die falsch funktionierenden Blutkörper-chen müssen ja beseitigt werden. Aber es müssen dann sofort ge-sunde Blutkörperchen her, denn der Kranke hat nun fast kein Immunsystem mehr und wäre der nächsten Infektion hilflos aus-geliefert.

Also neue, gesunde Zellen! Der Körper des Patienten würde ir-gendwelche fremden Zellen jedoch sofort abstoßen. Denn sein Im-munsystem ist nie zu 100 Prozent weg. Man erreicht nur bis maxi-mal 95 Prozent. Also findet der erwähnte Überlebenskampf statt: Entweder greifen die verbliebenen Immunzellen das Spenderblut an oder die neuen Zellen den fremden Körper, in dem sie nun plötzlich sind. Das ist die bereits mehrfach erwähnte Graft-versus-Host-Reaktion (GvH).

Um diese sehr belastende Reaktion zu vermeiden, untersucht man mit den heutigen, immer mehr verfeinerten Methoden das Blut der Spender auf alle genetischen Merkmale, die man kennt. Das sind heute wesentlich mehr als in den 1980er Jahren. Man sucht einen Spender, bei dem zehn von zehn Merkmalen überein-stimmen – also sozusagen einen ›genetischen Zwilling‹.

Interessanterweise findet man solche Spender oft nicht in der Familie, auch nicht in derselben Gegend, sondern teils in anderen Ländern, ja Kontinenten.

Sieht mir mein genetischer Zwilling denn auch ähnlich? Das kann für einzelne Merkmale zutreffen, muss aber keineswegs so sein. Das Geschlecht kann anders sein, das Aussehen, ja sogar die Blutgruppe kann eine andere sein!

Jetzt werden sich viele Leser wundern, die gelernt haben, dass die Übereinstimmung der Blutgruppe das Wichtigste ist bei einer Bluttransfusion, weil der Empfänger sonst sterben kann. Um diesen Widerspruch zu verstehen, machen wir einen kleinen Ausflug in die Genetik.

Was sind HLA-Merkmale?

Bei der Frage, wer wem im Falle einer Leukämie Stammzellen spenden kann, geht es um die Eiweiße, die auf der Oberfläche der weißen Blutkörperchen und Gewebezellen sitzen, in unterschiedlichen Kombinationen. Mindestens die fünf wichtigsten dieser *Human-Leucozyte-Antigene* (HLA) müssen beim potentiellen Spender und Empfänger übereinstimmen; die beiden müssen also miteinander HLA-kompatibel sein. Und das kann bei einem Wildfremden aus einem ganz anderen Land der Fall sein, den man noch nie gesehen hat und sonst niemals getroffen hätte.

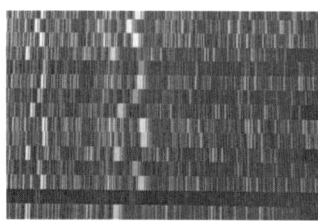

Es gibt Millionen verschiedener Kombination der für die Transplantation von Stammzellen relevanten HLA-Gewebemerkmale.

Nun denkt man vielleicht: Fünf Merkmale, das kann doch nicht so schwer sein, da eine Übereinstimmung zu finden. Es geht aber noch weiter. Denn jeder Mensch erbt die Hälfte der Merkmale vom Vater und die Hälfte von der Mutter, es sind also zehn. Und jedes dieser Merkmale gibt es in 50 verschiedenen Varianten. Wenn man die Möglichkeiten alle miteinander kombiniert, kommt eine sehr große Zahl heraus. Dabei handelt es sich nur um eine grobe Auflösung. Heute untersucht man per Feintypisierung und entdeckt immer neue Unterschiede.

So einfach ist es also leider nicht. Auch nahe Verwandte können stark unterschiedliche Merkmale im Blut haben. Warum? Ein Kind erbt von beiden Eltern je 50 Prozent der Gene. Das ist meist zu wenig für eine Stammzellspende; damit es nicht zu starke Abstoßungsreaktionen gibt, sollte die Übereinstimmung größer sein.

Also Geschwister. Aber auch das ist nicht einfach. Warum? Erstens haben gerade in Deutschland viele Kinder keine Geschwister oder höchstens eins. Patchworkfamilien werden häufiger, also gibt es oft Halbgeschwister.

Aber auch reine Geschwister können zweitens sehr unterschiedliche Erbmerkmale haben, nämlich dann, wenn zwei *die jeweils anderen* 50 Prozent vom Vater und der Mutter geerbt haben.

Was heißt nun Übereinstimmung genau? Es ist jedenfalls nicht so einfach wie bei Buchstaben (die wir für die Bezeichnung verwenden). A ist nicht einfach gleich A. Die HLA-Merkmale haben eine bestimmte Form, die aber bei jedem Menschen ein klein wenig anders aussehen kann, so entsteht eine enorme Vielfalt der Formen.

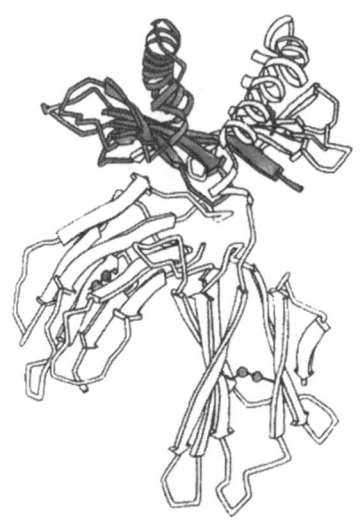

So sieht ein HLA-Merkmal aus.

Nach Waßmuth, R.: Einführung in das HLA-System, 1995.

Bei dieser Vielfalt der Formen einen Spender mit gleicher Form zu finden ist schwierig.

Hat also derjenige gute Chancen, einen passenden Spender zu finden, der viele Geschwister hat?

Die Wahrscheinlichkeit ist größer. Aber trotzdem kann es sogar in Familien mit sechs Kindern passieren, dass keines der fünf Geschwister als Spender für das an Leukämie erkrankte Kind in Frage kommt.

Natürlich untersucht man trotzdem sämtliche näheren und ferneren Verwandten; sicher werden sich alle dazu bereit erklären. Es gibt auch Geschichten von zerstrittenen Familien, bei denen die

Stefan-Morsch-Stiftung vermittelte. Die Verwandten wollten weiterhin keinerlei Kontakt, spendeten aber trotzdem Stammzellen.

Häufig findet man aber trotz aller Bemühungen in der Verwandtschaft keinen Spender. Wie kann es sein, dass ein völlig fremder Mensch dieselben Erbinformationen hat wie ich – und mir dabei noch nicht einmal ähnlich sieht? Dieser Mensch kann, wie erwähnt, anderen Geschlechts sein und völlig anders aussehen als ich.

Was ist es dann, das uns verbindet? Was ist ähnlich? Nur die HLA-Merkmale auf den Blutkörperchen – siehe Zeichnung oben.

Hier beispielhaft an fünf Faktoren A, B, C, DR und DQ gezeigt:

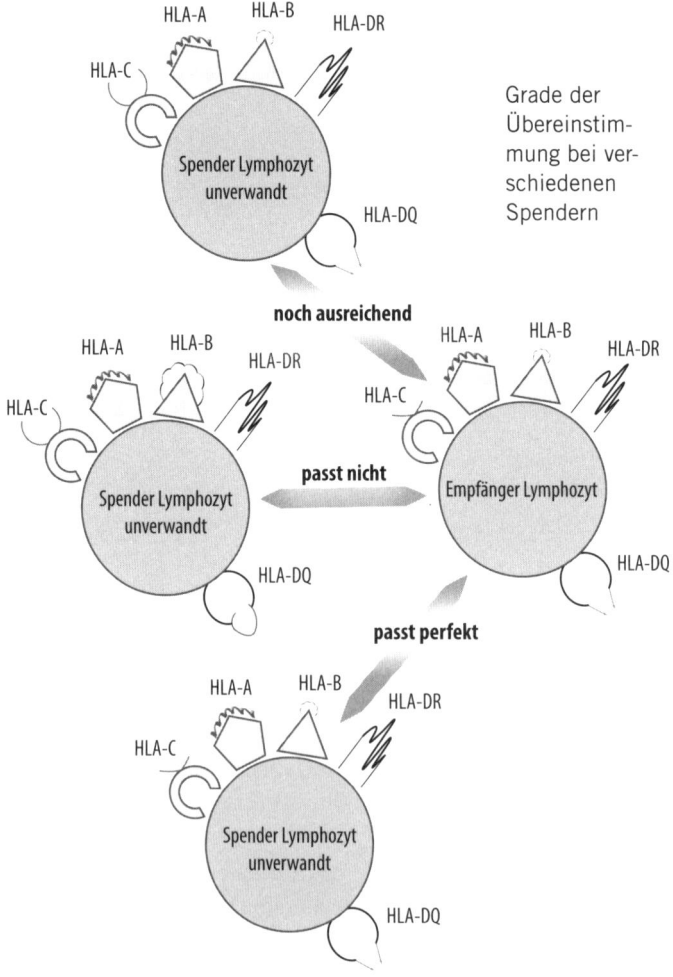

Grade der Übereinstimmung bei verschiedenen Spendern

Hat man das Glück mehrerer Spender, deren A, B, C, DR und DQ genau übereinstimmen und die auch sonst gleichwertig sind, kann man noch auf weitere Faktoren schauen. Neuerdings steht fest, dass es günstig wirken kann, wenn das Virus CMV (Cytomegalie-Virus) im Körper vorhanden ist bei Spender und Empfänger gleichermaßen. Aber diese Übereinstimmung ist weniger wichtig als die HLA-Faktoren.

Bei der Auswahl der Spender leitet uns Folgendes: Im ersten Schritt das Überleben des Patienten sichern, und im zweiten Schritt schauen wir nach der Qualität des Überlebens, das heißt, dass der Patient möglichst nicht – oder wenig ausgeprägt – die Krankheit bekommt, die man GvH nennt und bei der sich das Transplantat (die gespendeten Stammzellen) gegen den Körper des Patienten wendet.

Manche Patienten haben häufige HLA-Merkmale, die in Deutschland mit einer Frequenz von 1:300 vorkommen, also hat einer von 300 Menschen dasselbe Merkmal wie der Patient. Andere haben aber seltene Merkmale, die fast niemand auf der Welt mit dem Patienten gemeinsam hat. Von solchen seltenen Merkmalen gibt es wiederum sehr viele verschiedene.

Aus der Sicht der Spender

Hier sind wir nun an dem Punkt angekommen, an dem sich die Wege von Patient, also Empfänger, und Stammzellspender kreuzen.

Noch begegnen sie sich nicht persönlich – das passiert frühestens in zwei Jahren, außerdem nur, wenn beide es wollen, und nur, wenn das persönliche Kennenlernen in ihren beiden Ländern erlaubt ist. Aber irgendwann klingelt jetzt das Telefon bei einem Menschen, der sich vor einiger Zeit – vielleicht schon vor 20 Jahren – als Spender gemeldet hat und typisiert wurde. Er kommt als Spender für einen konkreten Patienten in Frage!

Wie geht es nun für den Spender weiter? Bisher haben wir uns vor allem mit der Sicht der Patienten beschäftigt, denn um sie und die Heilung von der Krankheit geht es ja bei der ganzen Sache. Aber nun schauen wir einmal »auf die andere Seite« – zu all den Menschen, die viel dafür tun, dass möglichst für jeden Patienten der perfekte Stammzellspender gefunden wird.

Wie läuft eine Stammzellspende ab und was gehört alles dazu?

Wie die Suche nach einem passenden Spender in der täglichen Praxis unserer Stiftung abläuft und was Sie tun können, wenn Sie überlegen, Spender zu werden, beschreibe ich in den Kapiteln 4 und 5. Warum braucht man möglichst viele potentielle Spender? Sind die sieben Millionen, die sich in den letzten 30 Jahren in Deutschland gemeldet haben, sind die 29 Millionen weltweit nicht genug?

Nein, es sind niemals genug.

Immer noch bleiben manche Patienten ohne passenden Spender, auch wenn 75 Prozent der Patienten nach drei Monaten ihren optimalen Spender gefunden haben. Die Variationsmöglichkeiten der genetischen Ausstattung von Menschen sind einfach sehr vielfältig. Außerdem werden die Spender älter, und spätestens mit 61 wird jeder Spendenbereite aus der Datei aussortiert, weil seine Zellen leider keine guten Dienste mehr leisten können. Auch wer ernsthaft erkrankt, wird aussortiert – spätestens wenn er ausgewählt und dafür neu untersucht wird (was dann natürlich aus Sicht des Patienten besonders tragisch ist). Es gibt auch Spender, die ihre Meinung geändert haben und doch nicht mehr spenden wollen. Dazu haben sie selbstverständlich das Recht – auch noch dann, wenn sie vom Computer gefunden werden als mögliche Spender für einen bestimmten Patienten. Allerdings sollte sich jeder Spender darüber bewusst sein, dass ab einem bestimmten Zeitpunkt, nämlich dann, wenn das Immunsystem des Patienten heruntergefahren wurde, ein Rücktritt von der Spendenbereitschaft auch einem Todesurteil gleichkommen kann.

Die Suche nach Spendern geht jedenfalls immer weiter!

Möchte jemand sich bei uns als Stammzellspender registrieren lassen, kann er sich online bei uns melden*, und wir schicken ihm die Unterlagen zu. Die Blutprobe für die Typisierung kann man sich überall dort, wo Blut gespendet wird, abnehmen lassen – oder ganz einfach beim Hausarzt, der die Blutprobe zur Typisierung an uns weiterleitet. Hat man jemanden zur Hand, der die

---

* https://www.stefan-morsch-stiftung.com/typisierung/wo-kann-ich-mich-typisieren-lassen/

Blutprobe nehmen darf, kann man die vier bis fünf Milliliter sogar selbst an uns schicken.

Wichtig ist, dass man sich nicht bei mehreren Dateien anmeldet. Das würde nichts bringen, sondern nur Kosten und bürokratische Arbeit verursachen. Jeder Spender wird ja anonymisiert im Zentralen Knochenmarkspenden-Register (ZKRD) erfasst. Seine Merkmale stehen also jeder Klinik, die einen Stammzellspender sucht, zum Abgleich zur Verfügung.

Wie läuft die Suche ab, und wer ist alles daran beteiligt?

- Die Klinik wendet sich an eine Sucheinheit, die von da an alle Schritte der Suche koordiniert. Das ZKRD vergleicht die HLA-Merkmale des Patienten mit denen aller Spender und stellt sogenannte Matchlisten (von englisch *to match* ›passen‹) mit potentiell passenden Spendern zusammen.
- Die Klinik wählt zusammen mit der Sucheinheit aus dieser Liste einige Spender aus, die in Frage kommen, bei denen aber noch genauere Untersuchungen zur Bestimmung weiterer Gewebemerkmale gemacht werden sollen.
- Wird dabei ein geeigneter Spender gefunden, werden noch einmal die HLA-Merkmale von Patient und Spender auf Übereinstimmung überprüft.
- Der Spender wird von der Datei gefragt, ob er der Spende zustimmt.
- Der Spender wird untersucht und für gesund befunden.
- Erneuter Test der HLA-Merkmale zur Bestätigung.
- Bei ausreichender Übereinstimmung wird der Spender für den Patienten reserviert.

3.12 Wer ist geeignet als Spender?

Spender sollten gesund sein. Menschen mit einer schweren Krankheit sind nicht geeignet. Sie sollten möglichst unter 40 Jahre sein. Je jünger der Spender, desto besser wächst das Transplantat nachher beim Patienten an.

Ein Stammzellspender darf kein extremes Übergewicht haben.

Außerdem ist das Spenden von Stammzellen, wie bereits erläutert, etwas, das Männer tatsächlich oft besser ›können‹ als

Frauen – zumindest als solche, die schon mindestens ein Kind geboren haben. Viele Mütter sind enttäuscht, dass sie nicht als Spender taugen. Genaueres dazu siehe FAQ am Ende dieses Kapitels.

Das Ganze ist aber eine statistische Aussage. Sind Sie also eine junge Frau, die noch keine Schwangerschaften hatte oder erst eine, melden Sie sich gern bei uns! Es kommt immer wieder vor, dass gerade die Stammzellen einer Frau diejenigen sind, die als einzige zu einem Kranken irgendwo in der Welt passen und die deshalb dringend gebraucht werden. Der Patient, der durch sie sein Leben wiederbekommt, freut sich darüber genauso, auch wenn es statistisch seltener vorkommt und eventuell mit zusätzlichen Komplikationen verbunden ist.

3.13 Typisierung

Für die Typisierung braucht man die Blutprobe des Spendewilligen (ein Fingerhut voll genügt) und ein gutes Labor. Fürs Erste genügt sogar ein Abstrich der Mundschleimhaut. Es geht darum, die HLA-Merkmale festzustellen. Das ist eine hochkomplizierte Angelegenheit, die man nur mit spezialisierten Computerprogrammen bewältigen kann.

Die in der Analyse ermittelten Daten werden in der Spenderdatei der Stefan-Morsch-Stiftung gespeichert. Die HLA-Werte (Gewebemerkmale), das Alter und Geschlecht sowie weitere transplantationsrelevante Werte werden anonym hinterlegt und unter einer zur Identifizierung genutzten Spendernummer an das Zentrale Knochenmarkspender-Register Deutschland (ZKRD) übermittelt, wo die weltweiten Suchanfragen für die Patienten eingehen.

Die Typisierung ist aufwendig und kostet pro potentiellem Spender etwa 50 Euro, die von den Krankenkassen nicht übernommen werden.

Warum? Nun, Krankenkassen erstatten nur Kosten, die für einen bestimmten Patienten angefallen sind, und beim potentiellen Spender weiß man ja noch nicht, ob seine Spende jemals abgerufen wird und für welchen Patienten.

Gelegentlich kursieren im Internet Kettenbriefe, in denen nach einem Spender mit einer bestimmten Blutgruppe gesucht wird. Auf so etwas sollte man nicht reagieren, diese Aufrufe sind nicht echt, denn nach einer Blutgruppe wird von den Spenderdateien nie gesucht.

3.14 Finden des richtigen Spenders

Wird jemand als Spender ausgewählt, weil seine Merkmale genau mit denen des Empfängers übereinstimmen, gibt das ZKRD die Nachricht an seine Spenderdatei weiter. Das ZKRD kann sich nicht selbst bei den Spendern melden, weil es deren persönliche Daten nicht hat.

Der potentielle Spender bekommt von seiner Spenderdatei eine Nachricht und soll sich so schnell wie möglich dort melden. (Also heute!) Dann wird als Êrstes neu Blut abgenommen, um zu prüfen, ob auch keine Verwechslung vorliegt, ob er noch gesund ist und einiges mehr.

Sorgen Sie dafür, dass Ihre Spenderdatei immer Ihre aktuellen Kontaktdaten hat, um Sie schnell erreichen zu können.

3.15 Vorbereitung und Risiken des Spenders

In einem ernsthaften Gespräch wird der Spendewillige gefragt, ob er immer noch dazu bereit ist. Alle Risiken, die für ihn bestehen – sie sind verhältnismäßig gering –, werden ihm erklärt. Die bei der Knochenmarkspende notwendige Vollnarkose bedeutet immer ein kleines Risiko. Dazu kommt bei einem älteren Spender, dass vielleicht seine Herzkranzgefäße nicht mehr so durchlässig sind, ohne dass das bisher aufgefallen wäre. Er kann Luftprobleme haben, oder sein Blutdruck kann zu hoch sein.

Ein Spender soll darüber Bescheid wissen, sich bewusst entschließen und dann auch bei der Entscheidung bleiben.

Ist die Blutstammzellen-Spende nur noch ein etwas längeres Blutabnehmen oder wie eine Plasmaspende?

Nicht ganz. Für den Stammzellen-Spender kommt jetzt auch eine stressige Zeit. Er muss einige Tage vor der Entnahme mehrmals subkutan (= unter die Haut) ein Mittel spritzen, das die Zahl seiner Stammzellen erhöht. So kann man bei der Entnahme (der sogenannten Apherese) viele Stammzellen aus dem Blut herausdestillieren. Der Körper des Spenders bildet die Stammzellen innerhalb weniger Tage neu. Das Mittel ist für den Spender nicht schädlich, aber er kann in diesen Tagen grippeähnliche Symptome entwickeln. Es findet auch noch ein Gespräch mit dem Spender statt, in dem er sich endgültig entscheidet, der Spende zuzustimmen. Danach wird der Kranke, der Empfänger der Spende, »vorbereitet«, und von diesem Moment an beginnt die heiße Phase. Wenn der Spender jetzt abspringen würde, wäre das fatal für den Empfänger, den Kranken. Es könnte sogar tödlich sein.

Warum? Was bedeutet dieses »Vorbereiten«?

Das harmlos klingende Wort bezeichnet eine recht brutal anmutende Sache. Die Krankheit sitzt ja leider in einem lebenswichtigen Bereich: dem Immunsystem. Kurzer Rückblick auf den Anfang des Themas Therapie: Genau diesen Bereich muss man jetzt möglichst vollständig zerstören und damit auch den größten Teil der kranken Blutzellen. Dies geschieht durch eine besonders starke (hochdosierte) Chemotherapie und gegebenenfalls eine zusätzliche Strahlenbehandlung. Der Kranke ist von diesem Moment an also ein Mensch praktisch ohne Immunsystem. Daher der Mundschutz, die Abschirmung, die Schutzmaßnahmen. Jede kleine Infektion trifft jetzt auf einen nahezu schutzlosen Körper und kann tödlich sein.

Der Spender wird über all das informiert und entscheidet sich dann endgültig für oder gegen die Spende. Er wird dann körperlich untersucht: Zur Sicherheit wird noch einmal Blut abgenommen und nachgeschaut, ob die Übereinstimmung wirklich so gut ist, wie die Computer angegeben haben. Und es wird geschaut, wie sein gegenwärtiger Gesundheitszustand ist. Ist die Stammzellspende ungefährlich für seine eigene Gesundheit? Er darf keinen Infektionsherd im Körper haben. Hatte er vor kurzem eine Infektion, so kann das die Genesung des Empfängers beeinträchtigen.

Jetzt werfen wir einen Blick auf die »dritte Seite«, die Vermittler zwischen Empfänger und Spender der Stammzellspende:

- die Stammzelldateien (wie zum Beispiel die Stefan-Morsch-Stiftung),
- das zentrale Register ZKRD,
- die Sucheinheit,
- die behandelnde Klinik.

Der ideale Spender ist gefunden, ist gesund und hat zugestimmt. Alle atmen auf. Am Tag X bekommt der Patient die hochdosierte Chemotherapie, der Spender hat sich vorschriftsmäßig alle Spritzen gesetzt und macht sich auf den Weg zur Klinik (bei Knochenmarkspende) oder zu dem Apherese-Labor, das er ausgewählt hat und wo ihm die Stammzellspende abgenommen werden soll. (Wenn der Arbeitgeber ihn dafür freistellen muss, erstattet die Stefan-Morsch-Stiftung der Firma den Verdienstausfall. Die Fahrt- und anderen Kosten, die beim Spender anfallen, ersetzt die Krankenkasse.)

Stellen Sie sich nun vor, der Spender hat auf dem Weg zur Spende einen Autounfall. Ein Bein ist gebrochen, er muss ins Krankenhaus. Eine Spende ist in diesem Moment nicht mehr möglich. Was aber, wenn der Kranke schon »vorbereitet« ist und auf die Spende wartet? Die Stefan-Morsch-Stiftung versucht auch dafür immer einen Ersatzspender zu finden. Dessen Merkmale stimmen nicht so ideal mit dem Empfänger überein, aber eine andere Option hat der Patient dann nicht mehr.

Was kann noch dazwischenkommen?

Manche Spender nehmen die Spritzen zur Aktivierung der Stammzellen nicht richtig ernst und denken: »Ich werde schon genug Stammzellen haben …«, sie vergessen die Spritzen und kommen frohgemut zur Spende. Dann stellt sich heraus, dass sie zunächst mehrere Tage bleiben müssen, bis das Mittel doch noch die Zahl ihrer Zellen erhöht hat. Der Patient muss derweil warten – in der sehr prekären Lage, in die man ihn durch die Vorbehandlung bringen musste.

3.16 Apherese: Jetzt geht es los

»Ich bin als Spender oder Spenderin ausgewählt worden. Muss ich nun dort hinfahren, wo der Patient im Krankenhaus liegt?«

Darauf gibt es eine kurze und eindeutige Antwort: Nein. Sie können entweder zu uns nach Birkenfeld in unser stiftungseigenes Entnahme-Zentrum kommen, das übrigens für die gute Betreuung unserer Spender bekannt ist und viel gelobt wird. Oder Sie suchen eine Klinik in Ihrer Nähe auf, die Ihre Stammzellspende fachgerecht entnimmt und weiterleitet.

Was passiert genau bei der Apherese, der Entnahme von Stammzellen? Sie sitzen etwa vier oder fünf Stunden still, in beiden Armen steckt ein Venenkatheter. Das Blut fließt aus der einen Kanüle heraus, wird in den Apherese-Apparat geleitet, dort wird es zentrifugiert, so dass die Stammzellen aus dem Blut aussortiert werden können, und danach fließt es durch die andere Kanüle wieder zurück in Ihre Vene.

Die Ihnen nun fehlenden Stammzellen bilden sich innerhalb weniger Tage neu.

Damit Ihnen die Zeit nicht lang wird (Buch, Zeitschrift oder Smartphone können Sie nicht festhalten, da in Ihren Armbeugen die Venenkatheter sitzen), können Sie in der Stefan-Morsch-Stiftung den im Apherese-Raum vorhandenen Fernseher nutzen und auch eigene Videos mitbringen.

3.17 Seltener: Knochenmark-Entnahme

Dem Spender wird unter Vollnarkose ein Knochenmark-Blutgemisch aus dem Beckenkamm entnommen. Er wird in die Klinik aufgenommen, körperlich untersucht, und es wird Blut abgenommen. Am nächsten Tag erhält der Spender eine Vollnarkose. Der Beckenkamm befindet sich hinten etwas seitlich neben der Wirbelsäule. Mit einer stabilen Hohlnadel wird der Knochen punktiert, eine Spritze wird auf die Nadel aufgesetzt und das Knochenmark-Blutgemisch entnommen. Die genaue Entnahmemenge wird durch die für den Patienten angeforderte Zellzahl bestimmt, wobei die Obergrenze durch das Spendergewicht bestimmt ist. Die maximal entnommene Menge ist 1,5 Liter eines Gemisches aus Knochenmark und nachströmendem venösem Blut. Das hört sich vielleicht viel an, aber die Zellen bilden sich innerhalb von zwei bis vier Wochen wieder nach.

Eine Nacht lang bleibt man noch in der Klinik. Insgesamt hält sich der Spender etwa 48 Stunden in der Klinik auf.

Man spürt die Entnahmestellen ungefähr wie einen Muskelkater – etwa noch eine Woche lang.

Knochenmark muss, wie bereits erwähnt, nur noch in wenigen Fällen entnommen werden, meist ist das nur für Patienten im Kindesalter nötig.

Rückenmark wird niemals entnommen. Der Wortbestandteil »Mark« führt zu dem falschen Schluss, Rückenmark und Knochenmark seien im Prinzip dasselbe. Das ist, wie bereits erwähnt, absolut nicht der Fall.

»Mark« bedeutet hier nur, dass es das Innere von Knochen ist. Knochenmark besteht zu zehn Prozent aus Blut, ansonsten aus Bindegewebe und Stammzellen; das Organ ist für die Produktion von Blutzellen verantwortlich. Rückenmark hingegen besteht ausschließlich aus Nervenzellen, von denen es im Knochenmark keine gibt.

Der große Moment: Die Stammzell-Transplantation

Jetzt sind wir kurz wieder beim Empfänger. Für diese Behandlung braucht man eine Klinik mit einer Hämatologie-Abteilung und einer speziellen Station, die in der Lage ist, die Transplantation durchzuführen und den Patienten danach zu begleiten, aus der Erfahrung heraus zu erkennen, wenn ihm Gefahr droht, und bei einer Komplikation schnell zu reagieren. Man sollte dafür unbedingt eine erfahrene Klinik aussuchen und sich erkundigen, wer einen guten Ruf hat. Die Stationen, die auf Stammzell-Transplantation spezialisiert sind, besitzen abgeschirmte Zimmer mit Filtereinrichtungen.

Die Stammzell-Transplantation selbst ist ein erstaunlich einfaches Verfahren: Die Stammzellen können wie eine Transfusion über eine Vene in den Blutkreislauf geleitet werden und verteilen sich von selbst an die Orte, wo sie hingehören.

Nachsorge für die Spender

Was macht die Stefan-Morsch-Stiftung so besonders? Nun, wir kümmern uns in allen Belangen um den Patienten, mit all seinen Fragen, Nöten und Bedürfnissen.

Außerdem kümmern wir uns auch besonders um unsere Stammzellspender. Alle Aufwendungen, die ihnen durch das Spenden entstehen, wie Fahrt- und Übernachtungskosten, werden übernommen. Wir fragen auch nach, ob mit der Übernachtung und dem Essen alles in Ordnung war, und wenn nötig, sprechen wir die Hoteliers und Gastronomen an. Die Spender bedanken sich häufig bei uns für die gute Betreuung. Wir haben allein dafür sieben Mitarbeiterinnen, die sich um die einzelnen Fälle kümmern, und das wird immer gelobt.

Die Nachgespräche nach einer Spende führe ich selbst. Mir ist es wichtig, mich dafür zu bedanken, dass der Spender oder die Spenderin einem Menschen das Weiterleben ermöglicht. Das ist etwas Besonderes.

Wir haben den Vorteil, dass wir eine Privatstation sind. Hier liegt man nicht wie in mancher Klinik auf dem Flur und wartet, weil gerade ein Notfall hereingekommen ist. Hier fühlt man sich willkommen und wahrgenommen.

Über Jahre hinweg nach der Spende wird von uns geprüft, wie es dem Spender geht. Dafür fühlen wir uns verantwortlich.

Wir haben ein gutes Image. Zum Glück kommen keine Beschwerden.

Auch »unsere« Patienten, die sich an uns mit Bitte um Hilfe und Rat wenden, bekommen eine Art Nachsorge. Nicht medizinisch, das machen ja die Ärzte, aber beratend und sorgend nach der Entlassung aus dem Krankenhaus. Dazu mehr in Kapitel 4 und 5.

Auf der Homepage der Stefan-Morsch-Stiftung finden Sie immer wieder neue Kurzporträts von Stammzellspenderinnen und -spendern.

Ein zweites Mal spenden?

Eine Stammzell-Transplantation soll ja dafür sorgen, dass die kranken Stammzellen im Blut und im Knochenmark vernichtet und durch neue, gesunde ersetzt werden.

Das Vernichten geschieht durch Chemotherapie. Man kann diese sehr genau dosieren. Es ist immer ein Abwägen zwischen »genug« – damit auch alle schädlichen Stammzellen nachher weg sind – und »zu viel« – was den Patienten schädigen würde.

Manchmal war es etwas zu wenig, weil der Patient es sonst nicht überlebt hätte. Nun sind dadurch einige kranke Stammzellen übriggeblieben, die vom Knochenmark aus wieder beginnen, sich zu teilen, und bald wieder das Blut und den ganzen Körper mit ihren Abkömmlingen überschwemmen.

In diesen Fällen bittet man den Stammzellspender um eine erneute Spende, damit man die Transplantation wiederholen kann. Die Zellen des Spenders sind dem Körper des Kranken nicht mehr fremd, können noch besser helfen und der Krankheit hoffentlich endgültig den Garaus machen.

Fortschritte? Fortschritte!

Das Behandlungsbild hat sich in den letzten 30 Jahren stark geändert. Und wenn man sich die Erfolgsquote der Stammzell-Transplantationen anschaut, also die Überlebensrate, kommt etwas Verblüffendes und auf den ersten Blick Beunruhigendes heraus: In den 90er Jahren war die Erfolgsquote höher als jetzt!

Wie ist das zu erklären? Die medizinischen Möglichkeiten entwickeln sich doch immer weiter, auch auf diesem Gebiet. Das stimmt. Und gerade weil man mit Riesenschritten weitergekommen ist und viel Erfahrung gewonnen hat, konnte man die Altersgrenze heraufsetzen. Zu Anfang hat man niemanden transplantiert, der älter als 35 Jahre war. Heute hat sich die Grenze verschoben, und zwar erheblich. Jetzt kann sogar jemand, der mit 75 Jahren an Leukämie erkrankt, eine Stammzell-Transplantation bekommen. Das ist natürlich für die Betroffenen wunderbar. Allerdings hat mancher aus dieser Altersgruppe vielleicht nur noch eine geringe Lebenserwartung. Das kann man vorher nicht so genau wissen. Man hofft, dass der Mensch es schafft, aber manche von ihnen sind nicht mehr so widerstandsfähig. Organe können leichter versagen, und der Patient wäre vielleicht ohnehin bald gestorben. Durch solche Faktoren – man kann sagen eine gestiegene Risikobereitschaft, um mehr Menschen retten zu können – hat man viele tatsächlich retten können, aber insgesamt hat sich die Quote trotz vieler erfolgreicher Transplantationen statistisch von etwa 80 Prozent auf etwa 70 Prozent verschlechtert. Das muss ein Patient, der sich entscheiden soll, ob er eine Stammzell-Transplantation wagt, natürlich wissen. Insgesamt haben sich seine Chancen aber erheblich verbessert.

Die Zahl der Spendebereiten ist ja auch viel größer geworden. Durch das Internet verbreiten sich die Aufrufe schneller und breiter als früher. Allerdings bringen die Aufrufe von Privatpersonen zum Beispiel über Facebook, die dann massenhaft geteilt werden, überraschend wenig. Es bleiben dabei regelmäßig nur eine Handvoll Leute übrig, die wirklich zur Typisierung kommen. Woran liegt das? Oft sicher an fehlendem Wissen, worum es geht.

Zu viele haben noch Angst vor einer Knochenmarksentnahme – diese sei schmerzhaft, und es gebe keine Narkose. Das ist natürlich Unsinn.

Außerdem kursiert immer noch die Verwechslung von Knochenmark und Rückenmark. Vielleicht weil die Bilder einer Knochenmarksentnahme (aus dem Beckenknochen) und einer Rückenmarkspunktion (mit völlig anderen Zielen) so ähnlich aussehen und vielen unheimlich sind.

Deshalb ist Aufklärung so wichtig. Für die meisten Transplantationen heute werden Blutstammzellen gewünscht. Dafür müssen Sie, wie erwähnt, nur etwa vier bis fünf Stunden mit der Blutabnahme-Nadel dasitzen. Ihr Blut wird wieder zurückgeführt, und die fehlenden Stammzellen bilden sich innerhalb weniger Tage neu. Das ist jedem zuzumuten, denke ich. Und dafür haben Sie (vorher) einen kostenlosen gründlichen Gesundheits-Check bekommen. Und nicht zuletzt das gute Gefühl, dass Sie einem Menschen das Leben retten.

Falls Sie befürchten, finanzielle Nachteile zu haben oder durch die aufgewendete Zeit negative Auswirkungen auf Ihr Arbeitsleben: Dem ist nicht so. Die Krankenkasse ersetzt Fahrt- und andere Kosten, die Ihnen entstehen. Und Ihr Arbeitgeber wird Ihre Spendenbereitschaft nach Rücksprache mit uns hoffentlich unterstützen.

Und was müssen Sie tun, um sich als Spender typisieren zu lassen? Wichtig nochmals: Bitte entscheiden Sie sich für *eine* Stelle, wo Sie sich melden. Denn wenn Sie sich mehrmals bei verschiedenen Dateien registrieren lassen, bringt das vor allem zusätzliche Kosten und Verwirrung. Schauen Sie, wo es in der Nähe Ihres Wohnortes eine Aktion gibt. Die Stefan-Morsch-Stiftung agiert als eine von zwei Stammzellspenderdateien bundesweit. Wir führen Typisierungen im gesamten Bundesgebiet durch, deshalb haben wir Spender in allen Landesteilen.

Was die Gewinnung der Daten betrifft, hat sich in letzter Zeit durch neue Forschungsergebnisse mehrmals etwas geändert. Sie erinnern sich vielleicht an eine groß angelegte Werbekampagne zu diesem Thema. Ein Abstrich von der Wangenschleimhaut genügte, um Ihre wichtigsten genetischen Merkmale zu ermitteln. Auch wir in der Stefan-Morsch-Stiftung haben das seit Anfang 2016 so gemacht. Die Merkmale A, B, C, DR, DQ, DP kann man damit auch alle auf einmal feststellen. Nur die Blutgruppe bekommt man so nicht heraus. Die spielte nie eine Rolle – es geht ja nicht um eine Bluttransfusion.

Nur falls mehrere passende Spender da sind, kann die Blutgruppe bei der endgültigen Entscheidung des Transplanteurs als »Sahnehäubchen-«Kriterium zur Spenderauswahl mit herangezogen werden.

Die häufigsten Fragen (FAQ)

»Kommen alle meine Verwandten als Spender in Frage?«
Im Abschnitt »Die Nadel im Heuhaufen« (nach »Was macht die Stammzell-Transplantation so effektiv?«) wird erklärt, warum das nicht so ist.

»Sieht mein Idealspender aus wie mein Zwilling?«
Noch andere Dinge als das Aussehen können bei Menschen ähnlich sein. Von den Oberflächeneiweißen (HLA) auf den Blutkörperchen gibt es unendliche viele Variationen. Mit wem meine HLA-Merkmale übereinstimmen, hängt eher vom Zufall ab.

»Sind Eltern immer gute Stammzellenspender für ihre Kinder?«
Leider ist das nur sehr selten der Fall.

»Ist Knochenmark so etwas Ähnliches wie Rückenmark?«

Viele verwechseln das Knochenmark mit dem Rückenmark. Vielleicht wegen des Wortes »Mark«; vielleicht auch, weil die Bilder einer Knochenmarksentnahme (aus dem Beckenknochen) und einer Rückenmarkspunktion (mit völlig anderen Zielen) so ähnlich aussehen und vielen unheimlich sind.

Im Knochenmark sind Stammzellen, dort entsteht das Blut. Nervengewebe ist dort nicht. Im Rückenmark ist nur Nervengewebe. Aus dem Rückenmark wird niemals eine Spende entnommen.

»Ist eine Knochenmarkspende schmerzhaft?«

Die Entnahme von Knochenmark findet grundsätzlich unter Vollnarkose statt.

»Ist Stammzellenspende wie Blutabnehmen?«

Es ist etwas aufwendiger: Siehe den Abschnitt »Apherese« weiter oben.

»Doppelt hält besser?«

Wenn ich mich bei mehreren Stammzelldateien melde, erhöhe ich doch sicher die Chancen, dass ich als Spender ausgewählt werde?

Das stimmt leider nicht. Alle Spenderdaten gehen an das zentrale Register in Ulm (ZKRD) und werden dort auf jeden Fall gefunden. Melden Sie sich an zwei Standorten, vermehren Sie nur unnötige Bürokratie und Kosten.

»Wenn ›mein‹ Patient in den USA lebt, muss ich dann dorthin fliegen?«

Terence Bayley, ein Brite und Stefans Fremdspender, reiste zu ihm in die USA, 1984 war das.

Heute geht es anders: Sie besprechen mit Ihrer Stammzell-spenderdatei, bei der Sie typisiert wurden, welche Entnahme-station am besten Ihre Stammzellspende entnimmt, und noch am selben Tag wird das Stammzellen-Präparat per Einzelkurier unter sorgfältigster Bewachung dorthin transportiert, wo der Patient ist. Auch nach Australien, wenn nötig. Sie selbst er-fahren zunächst nichts über den Empfänger.

»Bekomme ich wie beim Blutspenden Geld für die Spende?«
Nein, die Spende selbst wird nicht bezahlt, sie ist ein Ge-schenk von Ihnen an den Patienten. Nur die Unkosten (Fahrt, Verdienstausfall etc.) werden erstattet.

»Warum können Frauen seltener Spender sein?«
Das Blut von Müttern enthält Antikörper gegen das »fremde« Eiweiß ihrer Kinder – und diese Antikörper kommen mit den gespendeten Stammzellen in den Körper des Patienten, kön-nen ihn angreifen und den Erfolg der Stammzell-Transplanta-tion gefährden. Wie kommt das?

Bei einer Schwangerschaft bietet der weibliche Körper ei-nem Organismus Aufenthalt. Nur ungefähr die Hälfte der Gene des Kindes stimmen mit der Mutter überein. Es ist ein immu-nologisch ›fremder‹ Organismus, der sich einnistet. Meist kommt es bei der Geburt zum Austausch von Eiweißen. Vorher kann das Kind durch die Plazentaschranke neun Monate lang im Uterus wohnen und wachsen, ohne dass es vom Immun-system der Mutter attackiert wird.

Die Antikörper bleiben nach der Geburt im Körper der Mut-ter, und nach einer weiteren Geburt hat sie noch neue dazu bekommen. Das hat weder für die Mutter noch für das Kind negative Folgen. Für eine Stammzell-Transplantation aber hat das Nachteile. Die Antikörper kommen mit den gespendeten Stammzellen in den Körper des Patienten, können ihn angrei-fen und den Erfolg der Stammzell-Transplantation gefährden, dadurch, dass die Reaktion, die man GvH nennt, dem Empfänger stark zusetzt.

»Können Männer nur Männern spenden und Frauen nur Frauen, oder ist das egal?«
Es spielt keine Rolle. Durch die Stammzell-Transplantation verändert sich auch nichts am Geschlecht des Empfängers.

»Wie lange muss der Patient im Krankenhaus bleiben?«
Meistens dauert der erste Behandlungszyklus mehrere Wochen. Genaueres bespricht man am besten mit den Ärzten.

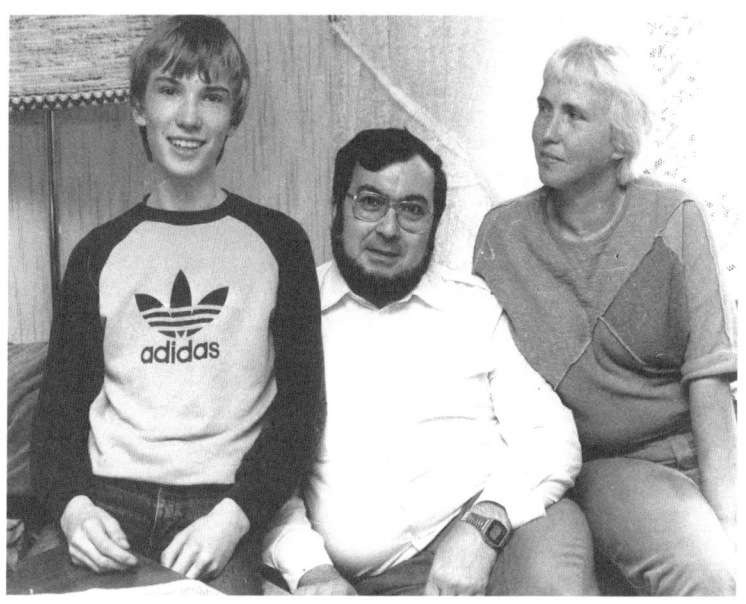

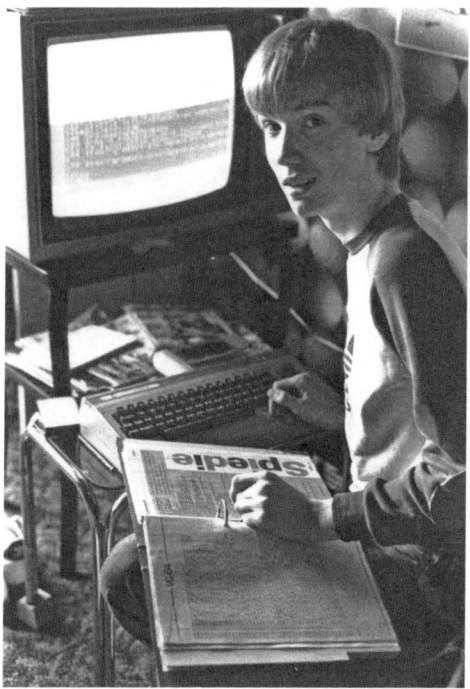

oben Stefan, Emil
und Hiltrud Morsch
in Hoppstädten-
Weiersbach.
© Herbert Piel

links Stefan Morsch
in seinem Jugend-
zimmer in Hoppstädten-
Weiersbach an
seinem C64.
© Herbert Piel

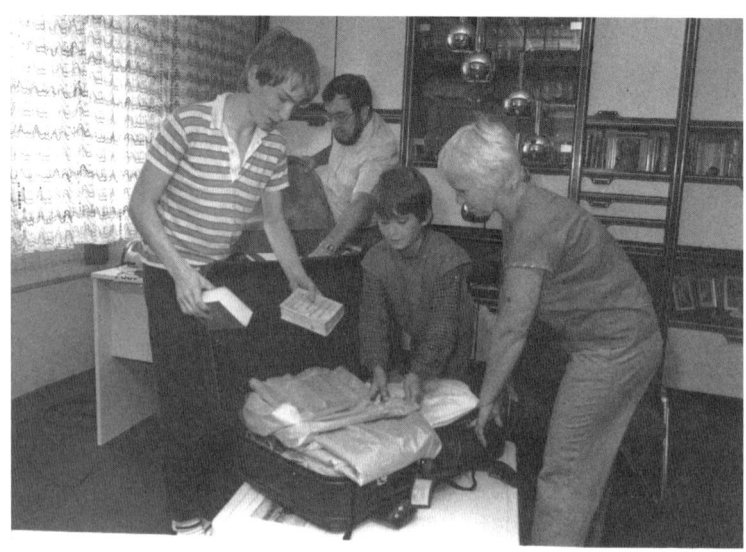

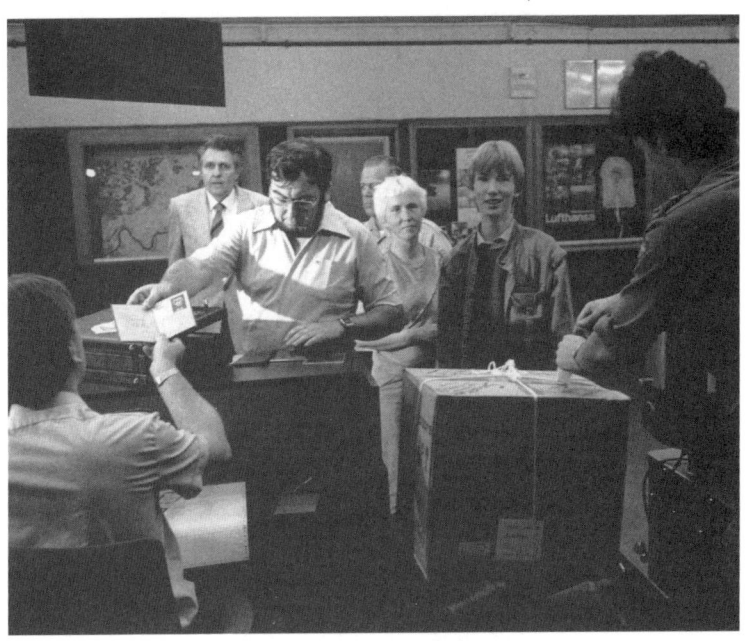

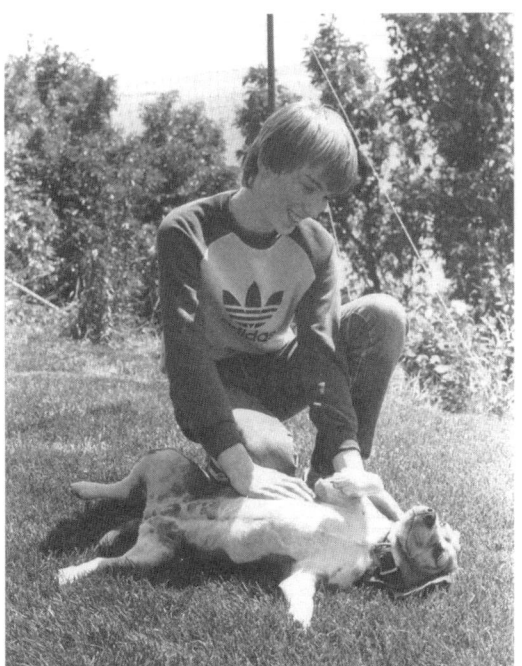

oben Abreise
am Flughafen:
Emil, Hiltrud
und Stefan Morsch
auf dem Weg
nach Seattle.
© ARD

links Als dieses
Bild in Seattle
entstand, stand
Stefan bereits
kurz vor der
Behandlung.
© privat

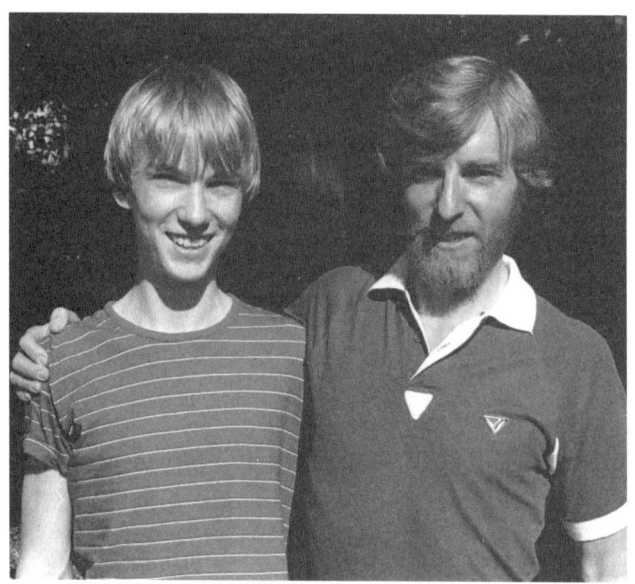

oben Stefan Morsch mit seinem Spender, dem Engländer Terence Bayley, vor der Klinik in Seattle. © privat

unten Stefan, Hiltrud und Schwester Susanne Morsch im Krankenhaus in Seattle.© privat

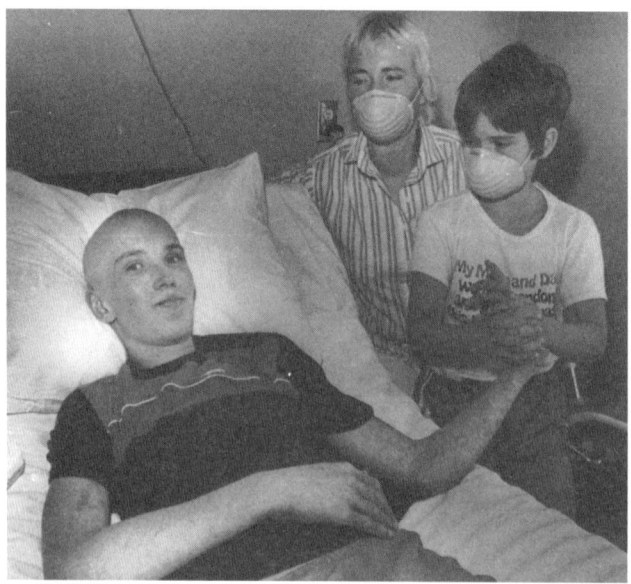

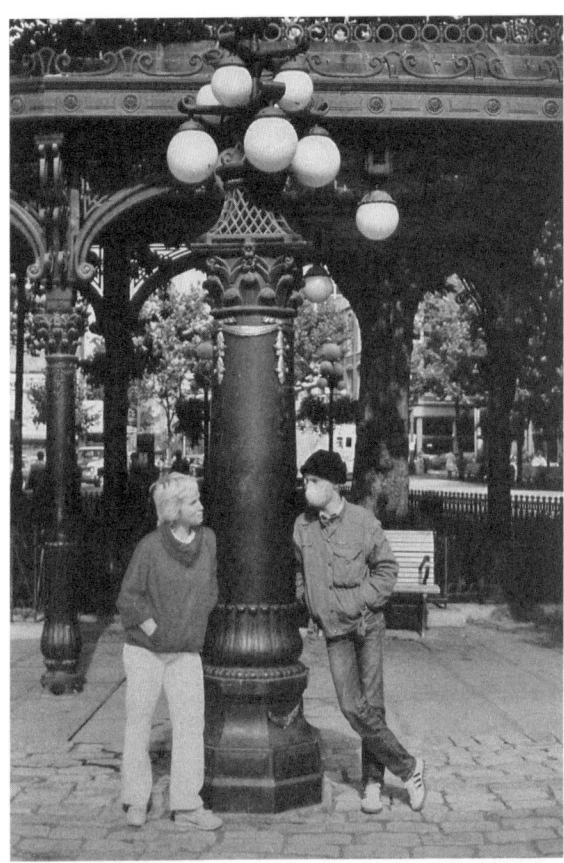

Hiltrud und
ihr Sohn Stefan
Morsch
in den USA.
© privat

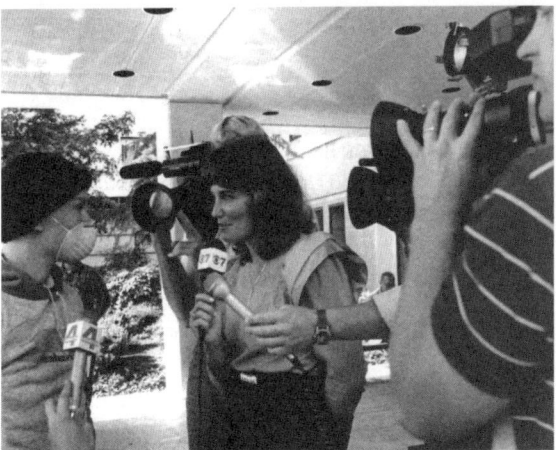

Fast täglich
berichteten
amerikanische
Medien über
Stefan Morsch
und seinen
Behandlungs-
verlauf.
© ap

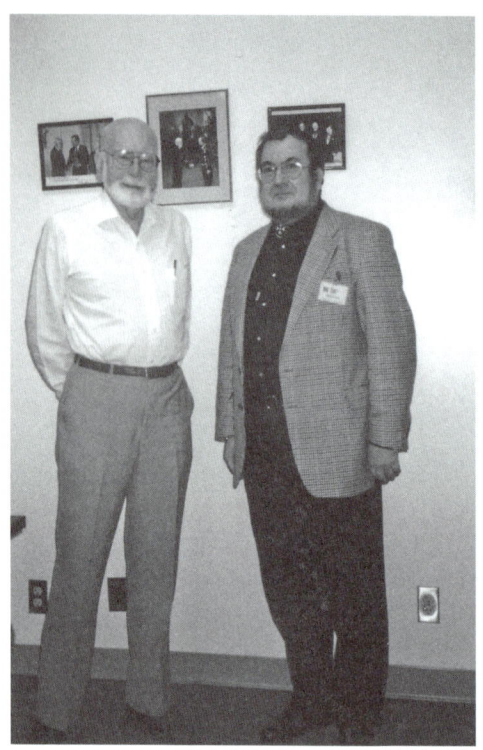

links Stefans Transplanteur und spätere Medizinnobelpreisträger Prof. Donall Thomas vom Fred Hutchinson Cancer Research Center in Seattle bei einem Besuch in der Stefan-Morsch-Stiftung in Birkenfeld zusammen mit Emil Morsch.
© privat

unten Prof. Donall Thomas (rechts) mit seiner Ehefrau Dottiee bei einem Besuch in der Stefan-Morsch-Stiftung in Birkenfeld zusammen mit Emil und Susanne Morsch.
© privat

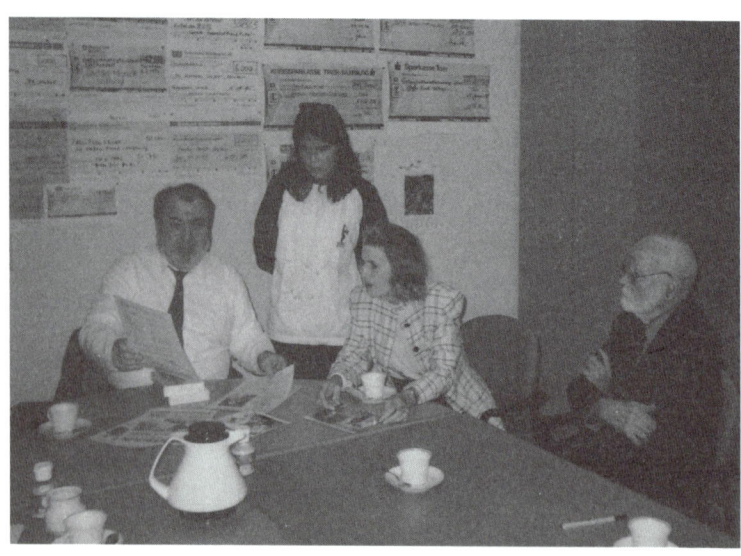

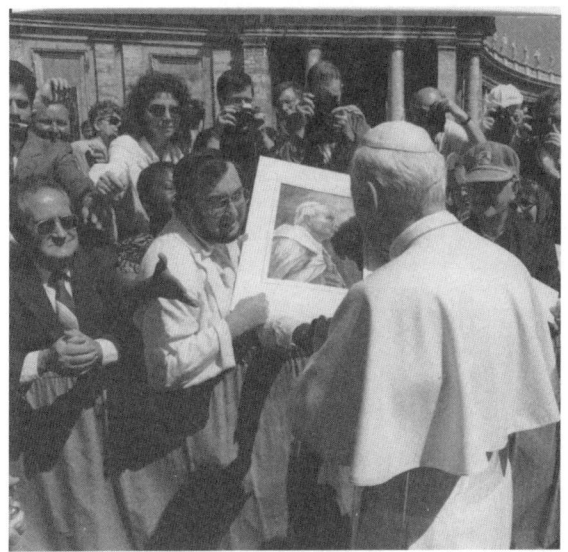

oben Emil Morsch mit einem Papstbild von Karl-Heinz Ziebarth,
Bad Breisiger Maler, bei einem Papstbesuch in Rom. Der Papst signiert
das Bild. © Osservatore Romano

unten Michail Gorbatschow, Emil Morsch und Kuratoriumsmitglied
Axel Redmer, bei der Gründung der Gorbatschow-Stiftung in Russland.
© privat

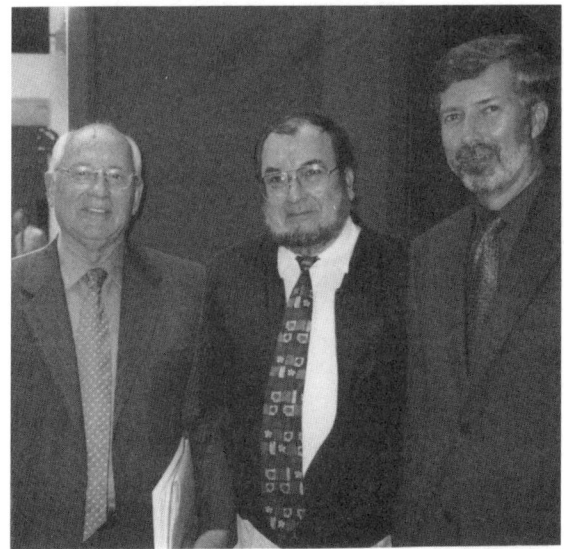

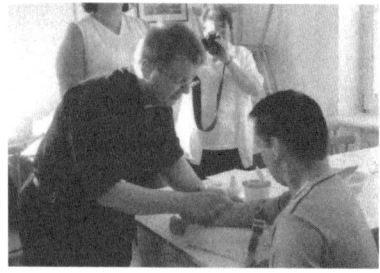

Der saarländische Pastor im Einsatz für die Stefan-Morsch-Stiftung bei einer Blutabnahme – im Gegenzug hielt Emil Morsch eine Predigt mit Gospelchor (Mitte, EM links im Bild). © privat

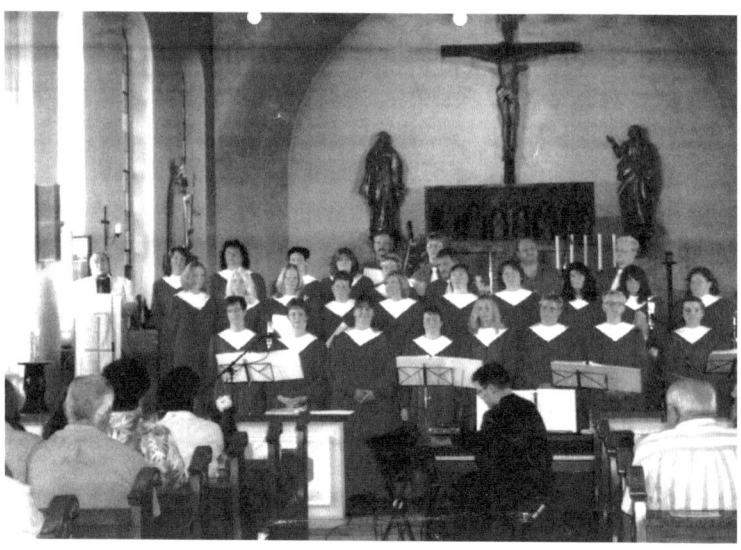

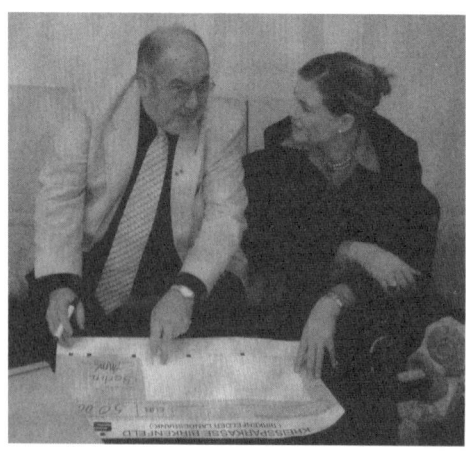

Emil Morsch zusammen mit Julia Klöckner, die der Stiftung eine Spende von 50 000 € überreichte. © privat

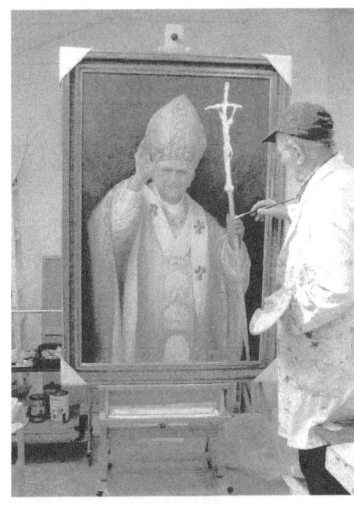

Karl-Heinz Ziehbart,
Maler aus Bad Breisig,
der zwei Papstporträts
gefertigt hat, um sie für
die Stiftung zu versteigern.
© Vollrath-Pressebild

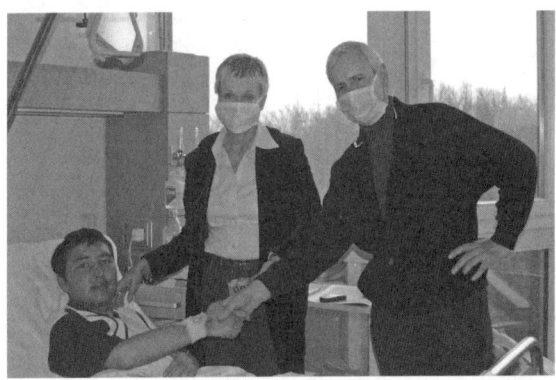

Dr. Horst
Schmalfeld mit
seiner Frau und
dem kirgisischen
Patienten Artur.
© privat

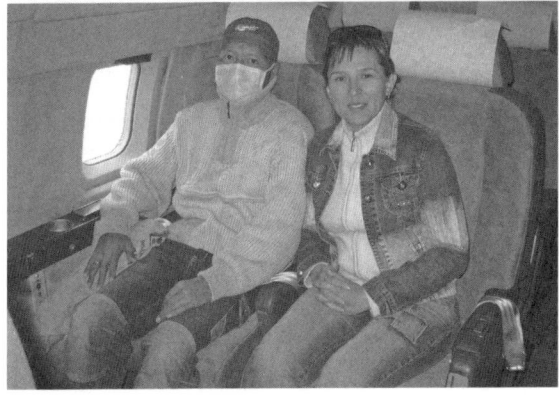

Artur und dessen
Schwester beim
Abflug mit Hilfe
der Bundesluft-
waffe. © privat

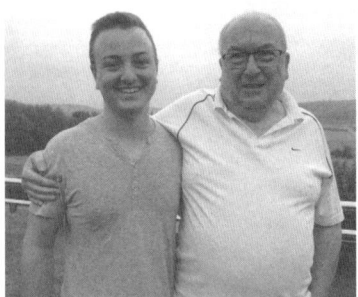

links **Freunde fürs Leben**: Der ehemalige Patient Maurice Klar zusammen mit Emil Morsch (Maurice und die Vampire). © privat

unten Emil Morsch und der ehem. Ministerpräsident Kurt Beck beim RLP-Tag in Mainz. © Herbert Piel

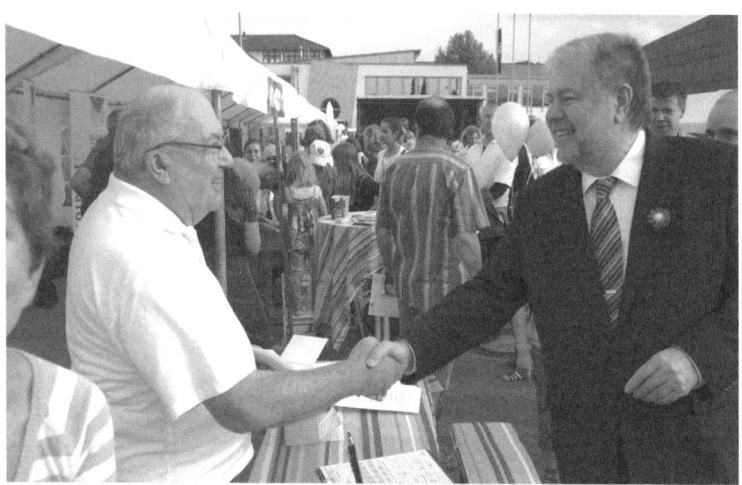

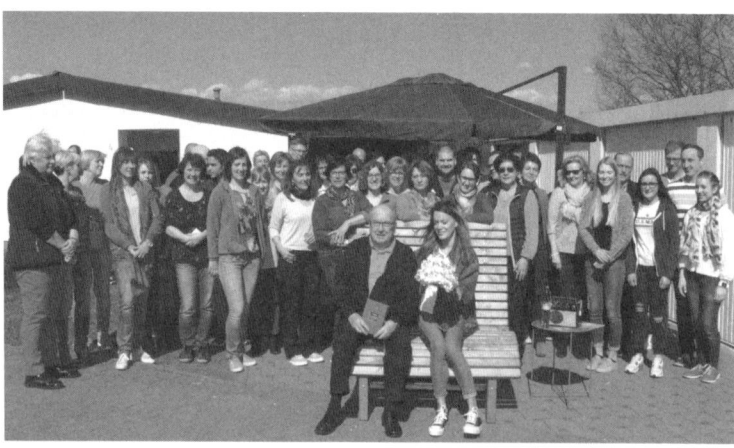

Emil Morsch und die Mitarbeiter der Emil-Morsch-Stiftung am Standort Birkenfeld zum 74. Geburtstag des Gründers. © privat

4 Geschichten um Leben und Tod

Die Kuriere

Fast täglich – manchmal auch an den Wochenenden – findet bei uns in der Apherese-Station eine Entnahme von Stammzellen statt, zuweilen auch drei oder sogar vier am Tag. Eine Entnahme dauert etwa drei bis fünf Stunden. Wenn die Stammzellen gewonnen sind, müssen sie ohne Verzug von einem Kurier, der persönlich dafür verantwortlich ist, zur Klinik gebracht werden, wo dem Patienten das Transplantat verabreicht wird. Dieser Ort liegt oft im Ausland. Der Spender muss also nicht an die Transplantationsklinik reisen, er kann nahe seinem Wohnort spenden, und das Transplantat wird zum Patienten gebracht. Der Spender erfährt zunächst nicht, wer das Transplantat erhält. Mehrmals im Monat liegt das Ziel in Australien, Kanada oder den USA.

Jeder Kurier führt immer nur ein Präparat mit sich – Verlust oder Verwechslung müssen streng ausgeschlossen werden. Reist man per Flugzeug (die Zeit drängt!), so nimmt der Kurier das Präparat in einem Spezialköfferchen mit in die Kabine. Es wird beim Transport ins Ausland auch immer ein Backup-Flug gebucht, falls der Flug aus welchen Gründen auch immer einmal ausfallen sollte. Das metallene Behältnis muss immer »am Mann« sein, denn es darf auf keinen Fall einer Bestrahlung ausgesetzt werden, und die Temperatur muss stets kontrolliert werden. Meine Frau Hiltrud, die leider 2014 verstorben ist, war häufig Kurierin nach Australien. 26 Stunden Flug und dann wieder 25 oder 26 Stunden zurück – das hat nicht jeder so gerne gemacht.

Die erste Transplantation in Deutschland

Nachdem die Transplantation von Knochenmark eines Fremdspenders bei Stefan erstmals bei einem Europäer gelungen war – denn er hatte danach ja ein halbes Jahr gelebt und starb erst später an einer Lungenerkrankung –, reisten deutsche Leukämie-Patienten in die USA, um dort ebenfalls transplantiert zu werden. Bald wollte man das in Deutschland aber auch versuchen. Das Fachwissen war vorhanden, die Ausrüstung wurde beschafft. Ich drängte die mir bekannten Spezialisten, mit der Knochenmark-Transplantation zu beginnen. Einer der Ärzte an der Uniklinik in Tübingen sagte damals zu mir:»Wenn Sie mir den Verwaltungskram vom Hals halten, fangen wir hier an.«

So fand Anfang der 1980er Jahre die erste erfolgreiche Transplantation eines Patienten mit dem Knochenmark eines Fremdspenders in Deutschland statt. Prof. Dr. Ehninger und der damalige Kinderarzt führten die Entnahme beim Spender gemeinsam durch.

Das historische Ereignis – denn das war es durchaus – sollte mit einer Kamera aufgezeichnet werden. Für den Kameramann war direkt am OP-Tisch kein Platz. So ließ er eine Stehleiter aufstellen, um die Entnahme des Knochenmarks von oben – über die Köpfe der Beteiligten hinweg – trotzdem vollständig filmen zu können.

Der Kameramann hatte nicht bedacht, dass er auf den Anblick von Blut möglicherweise mit Unwohlsein reagieren würde. Als der Beckenknochen des Spenders angebohrt wurde und das dickflüssig-dunkelrote Knochenmark heraustrat, wurde ihm schwindelig. Er konnte von mir und Umstehenden gerade noch aufgefangen werden, sonst wäre er aus der Höhe auf den Boden gestürzt. Die Kamera ließ er bei dem Sturz natürlich nicht los. Den Film gibt es heute noch.

Gute Kontakte zu Ärzten

Wir hatten oft Patienten und deren Familien hier in der Stefan-Morsch-Stiftung mit einer Leukämie-Diagnose oder auch anderen Tumorerkrankungen. Sie hatten sicher einen Vorteil davon, wenn sie sich rechtzeitig an uns gewandt haben. Wir hatten Erfahrung und Fachwissen, es arbeiten ja auch Ärzte hier, und wir wissen, welche Kliniken die beste Behandlung für die jeweilige Diagnose, das jeweilige Alter, den Gesundheitszustand anbieten.

In Deutschland hatte man den Rückstand auf die USA schnell aufgeholt. In der Folge sind allerdings in vielen Kliniken Transplantations-Betten entstanden – und manchmal hielten die Zahl der Fälle oder auch die Qualifikation und Erfahrung des Fachpersonals damit nicht Schritt, so dass die Qualität nicht immer überzeugte. Solche Kliniken konnten wir den Patienten nicht guten Gewissens empfehlen.

Wir hatten früher die Situation, dass eine bestimmte Klinik für Kinder die beste war – aber nur einen Steinwurf entfernt lag eine Klinik für Erwachsene, die man wirklich nicht empfehlen konnte. Das konnte ich aber nur klar und deutlich zu verstehen geben, wenn man mich fragte, wohin ich jetzt unseren Sohn zur Transplantation empfehlen würde – oder wo ich mich selbst behandeln lassen würde. Es gab früher auch Kliniken, die die Patienten so lange wie möglich in der eigenen Obhut behielten – einfach um Geld zu verdienen. Auch wenn sie den Patienten nicht optimal helfen konnten, wurde ein KMT-Zentrum erst angesprochen, wenn sie mit ihrem Latein am Ende waren. Wenn **wir** dann davon erfuhren, war es manchmal schon zu spät.

Wir versuchen herauszufinden, um welche Erkrankung es sich genau handelt und welche Behandlung bisher erfolgt ist. Wie ist der Zustand des Patienten? Dabei bekommen wir auch einen Einblick in die Mentalität der Familie. Besonders wenn es um ein Kind geht – kann ich mit den Eltern offen reden? Muss ich die Dinge verklausuliert darstellen? Oder muss ich deutlich werden und sagen: Sie wollen sich jetzt noch nicht zu einer Transplantation entscheiden, wollen einen Monat Bedenkzeit – aber ich weiß nicht, ob es in einem Monat noch erfolgreich sein wird.

Schwierig wird die Lage wie erwähnt, wenn eine Familie untereinander verfeindet ist. Wir fragen den Patienten, welche Verwandten – insbesondere Geschwister – er im engeren Familienkreis noch hat, damit auch diese getestet werden können. Man redet vielleicht nicht mehr miteinander. Dann fragt jemand: »Herr Morsch, könnten Sie nicht mit dem oder denen reden?« Ich fahre dann hin und denke während des Gesprächs: ›Oh, das ist aber ein Zoff hier drin, der hat sich gewaschen!‹ Der Familienangehörige sagt vielleicht zu mir: »Also ich gebe Ihnen Blut zum Testen, aber Hauptsache, ich muss mit dem nicht reden!« Damit bin ich ja schon zufrieden, da habe ich durch die Kontaktaufnahme möglicherweise viel für den Patienten erreicht.

Je nachdem, bei welchen Ärzten, in welcher Klinik die Patienten vorher waren, sind sie mehr oder weniger gut informiert über die Gefahren des Abwartens, über ihre Chancen für das Gelingen einer Knochenmarks-Transplantation unter Berücksichtigung der persönlichen Situation.

Wenn sich ein Patient an unsere Stiftung wendet, frage ich nach den bisherigen Untersuchungen und Arztbriefen und gebe das – natürlich mit dem Einverständnis des Patienten – an unsere ärztlichen Berater weiter. Diese sehen sich die Befunde genau an. Schon mehrfach war man anderer Ansicht als die bis dahin verantwortlichen Ärzte. Manche Patienten waren von ihren Ärzten sozusagen aufgegeben, austherapiert – so ähnlich wie damals Stefan. Dann konnte es sein, dass einer/eine unserer Berater oder einer der Spezialisten im Transplantationsbereich sagte: »Moment, das ist aber noch nicht zu Ende.«

Wir von der Stiftung helfen auch, wenn Patienten sich scheuen, eine zweite Meinung einzuholen. Das gibt es oft. Aber bei so einer Erkrankung und den möglichen Folgen sollte man schon eine zweite Meinung einholen! Wir geben die Unterlagen meist sogar an *drei* Ärzte. Wenn dann drei gleichlautende Einschätzungen kommen, ist die Frage schon beantwortet. Erhalten wir aber unterschiedliche Stellungnahmen, frage ich bei den Professoren in Amerika nach, die ich schon seit 1984 kenne. Das geschieht aber nur ein oder zwei Mal pro Jahr.

Dazu möchte ich auch betonen: Heute muss für eine Stammzell-Transplantation niemand mehr nach Amerika gehen. Der Standard hier in Deutschland ist heute genauso gut wie dort, teils sogar besser. Meine drei kooperierenden Ärzte wollen auch nicht etwa die Patienten in ihre eigenen Kliniken dirigieren. Auch wenn sie auf so einen Fall spezialisiert sind, empfehlen sie oft eine Klinik, die näher am Wohnort des Patienten liegt und das genauso gut kann.

Wonach ich auch immer sofort frage, ist der Zeitfaktor. Was haben die Ärzte bei der Diagnose gesagt: Wie viel Zeit bleibt noch, wie schnell muss man handeln? Das spielt oft eine große Rolle.

Wenn ein Spender ermittelt ist, müssen wir ihn in besonderen Fällen ganz schnell erreichen. Die Situation ist oft für den Patienten schon dramatisch, besonders dann, wenn die Erkrankung zu spät erkannt wurde oder schon zu weit fortgeschritten ist. Den Spender zu erreichen gelingt unterschiedlich gut. Er kann inzwischen umgezogen sein, seine Registrierung als Spender kann Jahre oder Jahrzehnte her sein. Er kann sich an einem Urlaubsort im Ausland befinden. Vor allem vor den Zeiten des Mobiltelefons konnte das ein Problem darstellen.

Blastenfrei

Die Geschichten sind manchmal fast so spannend wie ein Krimi. So im Jahre 2001 in folgendem Fall: Ein Stammzellen-Spender für den leukämiekranken Jungen Marian aus Taunusstein, damals elf Jahre alt, war gefunden. Dann geschah aber das, was eigentlich niemals, unter keinen Umständen passieren darf: Der Spender zog sich im letzten Moment zurück. Er verschwand von der Bildfläche, obwohl er wusste, dass der Junge schon ›vorbereitet‹ war, also ohne blutbildendes System und damit natürlich auch ohne Immunschutz. Er lag komplett abhängig von den Stammzellen des Spenders im Krankenhaus.

Nun schien es keine Rettung mehr für Marian zu geben.

Ich erfuhr von der Situation und begann die Suche nach einem neuen Spender. Das musste noch schneller gehen als gewöhnlich: Innerhalb von fünf Tagen mussten wir neue Blutzellen in Marians Körper bringen. Sonst würde er sterben. Kein Immunsystem – das geht nicht lange gut.

Am nächsten Tag hatten wir für Marian drei mögliche Spender. Die Ärzte sagten mir: »Bitte sorgen Sie dafür, dass die Spender morgen früh hier sind.«

Morgen!

Es war Sommer, Urlaubszeit. Einer der drei, Karl Saur, befand sich gerade in Spanien. Wir fanden ihn dort nach einer langen Suche über Ortsbürgermeister und Bruder. Als wir ihn telefonisch endlich erreichen konnten, hörten wir trotz Urlaub einen begeisterten Spender. Er sagte: »Gut, ich werde es der Familie beibringen und fliege dann morgen zurück nach Frankfurt. Nach der Stammzellspende kann ich ja wieder an meinen Urlaubsort zurückkehren.« Ich sagte: »Machen Sie sich keine Gedanken wegen der Reisekosten, wir übernehmen alle Kosten. Aber morgen reicht nicht, Sie müssen heute schon fliegen.«

Das war nun wirklich nicht einfach. Im Reisebüro in San Sebastian war nur noch ein Platz frei und das in der Business-Class. Er kam nachmittags gegen 17 Uhr am Frankfurter Flughafen an. Meine Frau war vor Ort. Zunächst wurde Blut abgenommen. Es musste ja wie immer überprüft werden, ob die Merkmale wirklich übereinstimmten, ob er noch gesund war und ob keine Verwechslung vorlag. Ein Labor wurde eingeschaltet, Dr. Thiele aus Kaiserslautern, er machte die Untersuchung über Nacht und sagte am Morgen: »Jawohl, da ist genetisch alles in Ordnung.«

Der zweite Spender wurde in den Bayerischen Alpen aufgestöbert, in einer Hütte, wo er aber nicht wegkam. Und der dritte Spender passte genetisch nicht ganz. Herrn Saur wurde also bereits am nächsten Morgen in aller Frühe mitgeteilt: »Sie sind der richtige Spender.« Nun musste auch er schnell vorbereitet werden. Er erhielt das Medikament, das die Stammzellen mobilisiert, also aus dem Knochenmark ins Blut ›herauslockt‹.

Erschwerend kam hinzu, dass erst ein anderer Mediziner zusammen mit dem Spender entscheiden musste, auf welche Art die Entnahme der Stammzellen erfolgen sollte. Der Spender hatte nur einen Arm – also nur eine Armvene. Damit war die Entnahme nur auf andere Weise und mit einem höheren Risiko möglich – normalerweise haben Stammzellspender in jeder Armvene eine Kanüle.

Aber Karl Saur war glücklich darüber, dass er endlich einem anderen Menschen helfen konnte, am Leben zu bleiben. Er war hochmotiviert. Deshalb wurde dieser Umstand nicht zum Problem, und Marian und seine Mutter konnten aufatmen. (Seine Eltern hatten sich vor der Erkrankung getrennt, und er lebte bei seiner Mutter.)

Die Stammzell-Transplantation fand hier in unserer stiftungseigenen Transplantationsklinik in Idar-Oberstein statt und verlief normal. Mutter und Vater waren beide zum Wohle des kleinen Patienten im Wechsel vor Ort.

Damals war es noch möglich, dass Spender und Patient sich ein Jahr nach der Transplantation begegnen konnten. Heute ist dies nicht mehr möglich; eine Wartezeit von zwei Jahren ist in Deutschland gesetzlich vorgeschrieben. Bei diesen beiden war eine starke Bindung entstanden. Dazu trug wohl auch bei, dass Marians Leben dem Spender und seiner Frau von nun an so wichtig war wie das ihrer eigenen Kinder. Mittlerweile ist der Junge von damals ein erwachsener Mann und völlig gesund. Er kam im September 2016 zu unserer 30-Jahr-Feier nach Birkenfeld und feierte mit uns. Das war ein schönes Wiedersehen. Überrascht und erfreut waren wir, dass beide Elternteile ebenfalls an diesem Treffen teilnehmen konnten und sich noch einmal bei dem Spender und der Stiftung bedankten.

Maurice und die Vampire

Ein anderer Junge aus der damaligen Zeit war erst drei Jahre alt, als er als Hochrisikopatient wegen einer PB-ALL (akuten Leukämie) behandelt und – nachdem ein Spender über das ZKRD gefunden war – dann transplantiert werden konnte. Auch er ist ein ›Vorzeigepatient‹, wie ich es gern nenne, auch er wurde 2001 in der Transplantationsklinik der Stiftung in Idar-Oberstein erfolgreich behandelt. Auch er ist gesund geworden. Wir haben über seine Geschichte eine kleine Film-Dokumentation gedreht. Seine Mutter hat damals zusammen mit der Koordinatorin der Stiftung – Elisabeth Terboven – eine Typisierungsaktion gestartet und kann dieses Aktivwerden anderen betroffenen Eltern nur empfehlen: Man hat das Gefühl, man kann etwas tun. Denn nur beim Kind zu sein und ihm beizustehen, das ist natürlich auch sehr wichtig, aber das Leiden des Kindes ständig vor Augen zu haben, ist manchmal schwer auszuhalten. Davon kann ich selbst ja auch ein Lied singen. Auch mir hat es damals sehr geholfen, aktiv zu werden.

Der Junge – heute ist er bereits 20 und vollkommen gesund – heißt Maurice Klar und wohnt auch heute noch in Dortmund. Man versuchte damals, ihm verständlich zu machen, was in seinem Körper passiert. Warum er sich plötzlich so schlecht fühlt, warum man ihm dauernd mit vielen Spritzen wehtun muss. Wie soll man das einem kleinen Kind erklären? Man sieht ja nichts von dem, was im Blut passiert. Er hat dann eine Möglichkeit gefunden, das kindgemäß auszudrücken, nämlich mit dem Bild von den Vampiren, die sein Blut auffressen und die man nun mit starker Medizin bekämpfen muss.

Die Zeit der Krankheit war natürlich hart für ihn, aber trotzdem hat er gute Erinnerungen an uns: Neulich hat er uns mit seiner Freundin und der Mutter in der Stiftung besucht und sich bei mir für die Durchführung der damaligen Hilfsaktion in Dortmund nochmals bedankt. Er betrachtet auch mich als seinen Lebensretter. Ich denke, wir sind inzwischen gute Freunde geworden.

Maurice hatte seltene Gewebemerkmale. Es war ein echter Glücksfall, dass für ihn rechtzeitig ein gut geeigneter Spender gefunden werden konnte. Die Transplantation war am 29. Juni 2001, und bereits von April 2002 an konnte er wieder den Kindergarten besuchen.

Mit ihm gibt es noch eine lustige Geschichte, die man auch kurz im Film sieht. Als es Maurice schon wieder besser ging, wünschte er sich eine Fahrt auf der Sommerrodelbahn. Ich war gern bereit, diese Fahrt im benachbarten Saarland mit ihm zu machen. Es musste jedoch einiges vorbereitet werden. Insbesondere die jungen Mädchen, die ebenfalls mit ihren Schlitten die Bahn hinunterfuhren, mussten die Bahn für kurze Zeit räumen. Sie standen zu oft auf der Bremse. Da Maurice' ganze Geschichte von einem Filmteam dokumentiert wurde, war auch dort ein Kameramann dabei. Er stellte sich hinten auf den Schlitten, um die Abfahrt aus nächster Nähe zu dokumentieren. Der kleine Maurice saß vor mir auf dem Schlitten, und wir waren begeistert, die Bahn in schnellem Tempo hinunterfahren zu können. Ich bemerkte erst zum Ende der Fahrt, dass der Kameramann wohl mitten auf der Strecke unfreiwillig einen Absprung gemacht hatte. Ihm war zum Glück nichts passiert, aber seit diesem Zeitpunkt weiß ich, was so eine Kamera kostet. Eine neue Kamera musste besorgt, dann die Bahn wieder freigemacht werden, und dann begann das Ganze noch einmal.

Schreck

Manchmal kam es vor, dass wir den Eltern oder Angehörigen eine erfreuliche Mitteilung machen konnten (»Es gibt einen Spender. Ihr Kind kann bald die lebensnotwendige Stammzell-Transplantation bekommen. In der X-Klinik in Y.«), die Familie war aber so durcheinander, dass sie das gar nicht begreifen konnte. Manche sagten: »Nein, unser Kind soll lieber hier in der Klinik bleiben. Da können wir ihn wenigstens jeden Tag besuchen, wenn er schon nur noch kurz zu leben hat.« Sie begriffen nicht, dass das Leben ihres Kindes gerettet werden konnte, dies aber nur in einer Spezialklinik möglich war.

In einigen Fällen wurde ich dann ziemlich energisch. Ich bin manchmal recht impulsiv, dann gab es teils ›Knatsch‹, wie man bei uns sagt. Das legte sich schnell wieder. Aber manchmal habe ich gefragt: »Was wollt ihr denn eigentlich? Wollt ihr das Leben eures Kindes retten? Wollt ihr, dass er nochmal gesund nach Hause kommt? Oder wollt ihr gleich den Sarg bestellen?«

Leukämie kann schnell sehr dramatisch werden. Hat man die ersten Medikamente bekommen, und es geht einem besser, so vergisst man das nur zu gern. Aber leider wirkt sich ein geschwächtes Immunsystem so aus, dass von einem Tag zum anderen eine bedrohliche Verschlimmerung auftreten kann. Es geht wirklich um Ihr Leben, muss ich den Patienten dann sehr eindringlich sagen. Mit einem von ihnen bin ich heute befreundet. Nachdem ich ihn damals überzeugt hatte, sich transplantieren zu lassen, sagte er später einmal zu mir: »Sie haben mich aber zusammengeschissen damals! Mein lieber Mann!«

Ich verstehe natürlich, dass die Angehörigen oft im Schock sind und dann nicht vernünftig reagieren können. Aber wir hier in der Stiftung haben nun einmal die besten und aktuellen Informationen und können Patienten und Angehörigen auch psychische Hilfe angedeihen lassen.

Zweimal nicht

Eine Geschichte ist mir in Erinnerung geblieben. Die Stefan-Morsch-Stiftung hatte 2006 die Typisierungsaktion für die damals 15-jährige Carolin Malkemper, mit akuter Leukämie, organisiert. Das Motto dafür gab sie selbst vor: »Helft nicht nur mir, sondern auch anderen«, denn sie wusste, dass der ideale Spender nicht ausgerechnet unter den vielen Spendewilligen ihrer Bekanntschaft sein würde. So kam es auch und gleich zweimal passierte das Undenkbare:

Ein Spender, dessen HLA-Merkmale ideal mit denen der Patientin übereinstimmten, zog sich kurz vor der geplanten Transplantation zurück. Dazu hat man das Recht ohne Angabe von Gründen und bis zum letzten Moment. Wir haben nie erfahren was den Doch-nicht-Spender zu dieser Entscheidung bewogen hat.

Nach der Enttäuschung über die Absage richteten sich die Hoffnungen auf die zweite Spenderin auf der Liste. Hier gab es ebenfalls eine hundertprozentige Übereinstimmung der Merkmale. Man benachrichtigte die Frau, sie kam zu den Untersuchungen, stimmte der Stammzellspende zu und durchlief das ganze Verfahren. Dann passierte das Unfassbare: Carolin war bereits vorbereitet, lag also ohne jede Abwehrkräfte in Erwartung der Stammzell-Transplantation in der Klinik – da trat die Frau, von der Carolins Leben nun abhing, zurück. Auch hier kennen wir nicht die Beweggründe. Wir und die Ärzte waren machtlos, sprachlos und entsetzt zugleich, denn zwingen kann man niemanden zur Lebensrettung. Carolin drohte an dieser Nachricht zu verzweifeln, aber trotz ihres extrem geschwächten Zustandes verlor sie nie ihren Lebenswillen. Die Ärzte versicherten ihr, dass die Liste der möglichen Spender noch nicht erschöpft sei, jedoch war es für die internationale Spendersuche bereits zu spät. Als dritte, eigentlich nicht optimal geeignete Spenderin kam eine Mutter von Mitte 40 in Frage. Sie fuhr sofort in eine Klinik in ihrer Heimatstadt Dresden, ließ die Untersuchungen machen und war fest entschlossen, Carolin zu helfen. Am 4. April 2006 erhielt das junge Mädchen endlich die langersehnte Knochenmark-Transplantation. Mit äußerst heftigen Abstoßungsreaktionen ihres Körpers gegen das Transplantat und großen Schmerzen lag sie drei Wochen in einem streng isolierten Klinikzimmer, bis ihre Leukozyten endlich wieder nachwuchsen und eine Mindestzahl erreicht hatten.

Nach Ablauf der Zweijahresfrist im Sommer 2008 wollte Carolin ihre Spenderin und Lebensretterin persönlich kennenlernen. Sie zögerte und machte sich Gedanken, aber als Spenderin und Empfängerin sich in einer Hotelhalle zum ersten Mal sahen, fielen sie sich spontan um den Hals und weinten beide.

Carolin geht es heute wieder gut. Sie genießt ihr Leben in vollen Zügen und ist »ewig dankbar«. Sie hält aktiven Kontakt zur Stefan-Morsch-Stiftung und ihrer Spenderin.

Neun Kinder

Findet man einen geeigneten Spender in der Familie? Das hat natürlich immer Vorrang. Man hofft das immer. Leider gibt es oft nicht genügend Übereinstimmung, sogar unter Geschwistern. So war es ja damals auch bei Stefan. Je mehr Kinder eine Familie hat, desto besser sind die Chancen, aber es ist keine Garantie. Das kann man an dem Beispiel einer Familie sehen, mit der wir Kontakt hatten. Sie hatten neun Kinder, alles leibliche Geschwister. Eines davon hatte Leukämie bekommen. Nun wurden logischerweise alle acht Geschwister des kranken Kindes untersucht. Das Ergebnis war unglaublich. Alle acht Geschwister waren untereinander HLA-identisch, nur zu dem neunten, dem kranken, passte keines von ihnen. Das war sehr traurig. Das Kind ist dann leider gestorben, weil nicht rechtzeitig ein geeigneter Fremdspender gefunden werden konnte.

Brennnesseln

Eine der schlimmsten Geschichten war die eines 17-jährigen Mädchens. Ich hatte einen Spender für sie gefunden. Aber der Vater hatte vor lauter Verzweiflung seine ganze Hoffnung auf einen Wunderheiler gesetzt. Der machte ihnen tatsächlich weis, Leukämie sei zu heilen, wenn das Mädchen pro Tag sechs Liter Brennnessel-Tee trinke! Zum Verzweifeln war: Das Mädchen war noch nicht ganz 18 und konnte deshalb nicht selbst entscheiden, was für eine Behandlung sie bekommt. Sie rief mich sogar heimlich an, unter der Bettdecke, ich möge sie da herausholen und zur Behandlung bringen. Das hätte ich sehr gern getan, und ich versuchte noch einmal, die Familie zu überzeugen. Aber mit den Eltern war überhaupt nicht zu reden, sie waren ganz fixiert auf das, was der »Wunderheiler« ihnen gesagt hatte, und glaubten in ihrer großen Angst nichts anderes. Schrecklich! Zwei Wochen vor ihrem 18. Geburtstag, an dem sie selbst hätte entscheiden können, ist die junge Frau gestorben. Ich muss gestehen, auf diesen Vater hatte ich einen großen Zorn. Ich musste mich sehr zurückhalten bei der Beerdigung. Er war ja dann genug gestraft mit dem Verlust seiner Tochter. Es hätte anders laufen können, sie könnte heute noch leben.

Der Entschluss

Eine andere, ebenfalls sehr traurige Geschichte dreht sich wieder um eine ganz junge Leukämiepatientin, auch etwa 17 Jahre war sie. Zusammen mit ihren Eltern hatten wir am Wohnort der Familie in Norddeutschland eine größere Typisierungsaktion durchgeführt. Die junge Dame saß neben mir, sprach munter die Freiwilligen an: »Das ist aber schön, dass ihr euch als Spender meldet …«, und plauderte die ganze Zeit über ganz fröhlich. Wir scherzten sogar gemeinsam ein wenig über den einen oder anderen Spender, der hereinkam. Nie hätte ich in diesem Moment für möglich gehalten, was danach passierte.

Nach der Typisierungsaktion bat die Mutter der Kranken uns, das ganze Stiftungsteam, noch mit zu ihnen nach Hause zu kommen, um die Angelegenheit zu besprechen und weitere Schritte miteinander abzustimmen. Wir nahmen die Einladung gern an. Da fragte mich die junge Patientin, ob ich sie alleine in meinem Auto mitnehmen könne. »Ja, natürlich kann ich dich mitnehmen.« – »Darf ich du sagen?«, fragte sie dann. Ich duzte sie ja auch.

Diese Autofahrt, die normalerweise vielleicht zehn Minuten gedauert hätte, wurde zu einem der schwersten Erlebnisse, die ich je hatte. Die junge Frau sagte:

»Ich habe heute dem Stiftungsteam gerne geholfen, ich hab auch dir gerne geholfen. Du sollst doch möglichst viele Spender finden. – Aber für mich gilt das nicht mehr. Ich hab mit meinem Gott abgesprochen, dass ich sterben werde. Gott will das so. Und deswegen werde ich sterben.«

Ich bremste und hielt irgendwo am Straßenrand.

»Was sagst du da?«

Sie wollte sich nicht mehr weiter behandeln lassen.

Die ganzen zwei Stunden, die diese Autofahrt dauerte, versuchte ich, sie umzustimmen. Vergeblich.

»Was ist mit deinen Medikamenten?«, fragte ich schließlich, sie wurde ja bereits behandelt. »Ich hole sie immer bei der Apotheke ab, und dann werfe ich sie weg«, sagte sie. »Denn meine Familie darf nichts von meinem Entschluss wissen. Sie würden es nicht aushalten. Deshalb musst du mir auch versprechen, meiner Mutter und den anderen kein Wort von unserem Gespräch zu erzählen.«

Ich saß stumm da. »Du musst es schwören«, wiederholte sie. »Ich sage das nur dir.«

Noch einmal begann ich: Sie habe gute Chancen auf Heilung, wir könnten mit hoher Wahrscheinlichkeit einen Spender für sie finden, sie solle ihr Leben nicht wegwerfen, an ihre Familie denken und an alle, die sie lieben. Ich weinte vor Hilflosigkeit, als sie ganz ruhig sagte: »Mein Entschluss steht fest.«

Plötzlich wurde mir bewusst, wie viel Zeit bereits vergangen war, und dass die Familie sich bestimmt schon fragte, ob uns etwas passiert sei. Als wir nach zwei Stunden bei ihr zu Hause ankamen, bestürmten sie uns mit Fragen: »Wo wart ihr denn so lange?«

Und ich durfte nichts sagen, ich hatte es versprochen. Dabei hatte ich das schreckliche Gefühl, diesmal im Kampf gegen den Tod, den ich so oft gewonnen hatte, versagt zu haben. Ich hatte es nicht geschafft, sie von ihrem Weg abzubringen.

Es dauerte nur zwei Wochen, da war das junge Mädchen tot.

Nun konnte ich der Mutter eröffnen, was ihre Tochter mir gesagt hatte, und mich endlich von dieser schweren Last befreien.

Weiterbildung

In einem anderen Fall hatte ich mehr Erfolg. Dort dachte ich aber auch: Was wissen diese Ärzte eigentlich? Die wollen Mediziner sein? Es ging um eine kleinere Klinik in der westdeutschen Provinz, Ende der 80er Jahre. Die Ärzte dort wollten ihren Patienten konventionell weiterbehandeln und wussten keinen Rat mehr, nachdem die Erkrankung nicht in den Griff zu bekommen war. Sie wussten vor allem nicht, dass es eine neue Möglichkeit gab, um das Leben des Leukämie-Patienten zu retten. Als ich zusammen mit einem unserer Ärzte eine Stammzell-Transplantation für den Patienten vorschlug, lehnte die Klinik das folglich ab. So etwas gebe es nicht, das sei unmöglich.

In diesem Fall war ich tatsächlich gezwungen, den Staatsanwalt einzuschalten, denn die Ärzte dieser Klinik gefährdeten ja das Leben des Patienten. Ich sagte: »Na gut, dann muss ich Anzeige gegen euch erstatten, wenn ihr den Patienten nicht zur weiteren Behandlung nach Essen überstellen wollt.« So eine Wald- und

Wiesenklinik, wie ich sie gern nenne, tut sicher auch sehr viel Gutes bei harmloseren Krankheiten. Aber ich finde, es ist wichtig, dass man erkennt, wenn man selber nicht mehr kompetent ist – und den Patienten dann umgehend und rechtzeitig an Spezialisten abgibt.

Geselligkeit tut gut, aber ...

Aber auch die Patienten selbst verstehen oft nicht den Ernst der Lage. Sie denken vielleicht: »Ach, warum soll ich Hunderte von Kilometern weit, fern von meiner Familie in einem fremden Krankenhaus liegen? Hier bin ich doch gut aufgehoben, hier kenne ich alle, und meine Familie und Freunde können mich besuchen. Dorthin, nach X, kommt doch keiner. Dann bin ich dort ganz allein.«

Auch unsere Region ist bekannt dafür, dass man gern jeden Tag Besuch bekommt, und man denkt dabei nicht so viel daran, welche Bakterien und Viren die Besucher einschleppen könnten und wie bedrohlich das werden kann.

Teilweise hängt es auch mit der Kultur zusammen. Manche Kulturen legen viel Wert auf Geselligkeit. Die ganze Großfamilie kommt dann zu Besuch zum Patienten und bringt alles Mögliche mit. Man muss in diesem Fall aber pingelig sein: An allen Dingen haften Keime! Der Patient braucht Schutz! Die vielleicht übertrieben anmutende Hygiene, die nötig, ja lebenswichtig ist, wenn das Immunsystem heruntergefahren wurde, ist für diesen Personenkreis dann schwer zu verstehen. Leider muss man sagen, dass in den achtziger Jahren etliche Patienten verstorben sind, weil Betroffene beziehungsweise ihre Familien nicht verstanden, dass sich der Körper wegen des fehlenden Immunsystems nicht gegen Bakterien und Viren in dem Maße wehren kann, wie es notwendig ist, um die bedrohliche Situation zu überstehen. Da helfen auch die besten ärztlichen Behandlungen wenig, wenn der Verstand fehlt, um die eigene Lage richtig einzuschätzen.

Wohnen

Wir gehen als Stiftung auch in Wohnungen, wenn die Familien damit einverstanden sind, und schauen uns an, ob für einen Patienten nach gerade durchgeführter Stammzell-Transplantation in der eigenen Wohnung ein sachgemäßer Hygienestandard vorhanden ist. Das Immunsystem baut sich nur langsam wieder auf und ist sehr schwach und anfällig – diese schmerzliche Erfahrung hatten wir mit unserem Stefan ja machen müssen. Wir inspizieren die Wohnung und schauen uns um, ob Haustiere, lebende Pflanzen oder der Fußboden Anlass zu Veränderungen geben.

Einmal kamen wir in eine Wohnung, da war Schimmel an den Wänden. Schimmelsporen dringen in die Lunge ein, das ist ganz schnell tödlich in so einem Fall. Wir haben also dafür gesorgt, dass die Mutter – sie war die Patientin – in einer anderen Wohnung in der Nähe untergebracht wurde, die hygienisch einwandfrei war. Eine solche Nachsorge wird von keiner anderen Spenderdatei oder Klinik zur Verfügung gestellt: Wir übernehmen, wenn es nötig ist und die Familie finanziell in Schwierigkeiten ist, auch die Kosten einer solchen Maßnahme – zum Beispiel einer Fußbodenerneuerung. Insbesondere werden wir tätig, wenn die vorliegenden Verhältnisse nicht geeignet sind, eine reibungslose Nachsorge zu gewährleisten. Dies ist auch der grundsätzliche Unterschied zwischen uns als Stiftung und den zum Teil gemeinnützigen GmbHs. Diese verfolgen *ein* Ziel: Sie wollen Spender zur Verfügung stellen, stehen unseres Wissens aber für den Patienten selbst nicht als Ansprechpartner zur Verfügung. So können Eltern oder Betroffene dort selbst für notwendige Hilfsmaßnahmen keine Zuschüsse oder Zuwendungen erhalten. Die Stefan-Morsch-Stiftung aber ist bemüht, dem Patienten Hilfe insgesamt zu gewähren, und hat nur ein Ziel: dass der Patient später als geheilt ins Leben zurückkehren kann.

Das Haustier

Ein anderer Patient, ein junger Mann, war eigentlich auf dem besten Wege der Heilung. Bevor er aus der Klinik entlassen wurde, besichtigten wir auch da nach Rücksprache die Wohnung des Transplantierten: War dort alles sauber und steril? Wir wunderten uns sehr: Die Freundin des jungen Mannes besaß ein Haustier besonderer Art, nämlich eine Ratte. Ratten sind bekanntlich Träger und Verbreiter vieler gefährlichster Krankheitskeime. In jenem Fall musste ich die Tierfreundin nachdrücklich vor die Wahl stellen: »Was wollen Sie? Wollen Sie die Ratte behalten oder wollen Sie Ihren Freund behalten?«

Daraufhin wurde die Ratte doch zeitweise woanders in Pflege gegeben …

Ein müdes Herz geht auf Reisen

Sinn und Zweck der Stefan-Morsch-Stiftung ist die Hilfe für Leukämie- und Tumorkranke. Doch lange schon sind wir auch Ansprechpartner für Patienten mit anderen Erkrankungen – schon seit den 1980er Jahren. Das sitzt irgendwie in mir drin, wie ein Instinkt, »da geht noch etwas«. Ich kann eine als ausweglos bezeichnete Situation schwer akzeptieren, sondern will immer noch etwas versuchen. Etwas bewegen. Anscheinend habe ich manchmal ein richtiges Gespür, was Patienten brauchen, und wenn es gut läuft, finde ich die richtige Art, Ärzte und Patienten anzusprechen.

Ich versuche zu erkennen, wo die Not ist und was man tun kann. Möglicherweise wirke ich dann manchmal ein wenig schroff, aber das ist nicht so gemeint. An folgende Geschichte denke ich immer wieder zurück: Ein guter Bekannter, der ein mehrmals in den Landtag gewählter Abgeordneter war, informierte mich im April 1987 über die schwere Erkrankung seiner Frau. Oft sind in solchen Fällen die Partner hilflos und können kaum einen klaren Gedanken fassen.

Das Herz seiner Frau arbeitete nur noch zu maximal 20 Prozent und ließ ständig an Aktivität nach. Das ließ nur den Schluss zu, dass das Liebste in seinem Leben nur noch maximal zwei bis drei Wochen leben würde.

Ich versuchte, meinen Freund zu trösten, und empfahl ihm, mich beim nächsten Besuch in der Uniklinik zu einem Gespräch mit den behandelnden Ärzten mitzunehmen. Vor Ort war die Lage für mich unfassbar: Die Prognose wurde bestätigt, und man sah keine Möglichkeit mehr, der Patientin wirksam zu helfen. Ich fragte Ulrike, ob sie zu einem Liegend-Transport nach Hannover bereit wäre. Damals fanden dort die meisten Herztransplantationen statt, man war also bei der neuen Technik dort mit an vorderster Stelle.

Die Patientin war so schwach, dass sie nicht mehr sprechen konnte, nur noch müde den Kopf bewegen. Sie nickte.

Über den mir bekannten Chef der Hämatologie/Onkologie konnte ich sehr schnell einen Termin zur Untersuchung der Patientin erlangen. Ich verschwieg jedoch, wie lebensbedrohlich ihr Zustand war. Sie wurde daher bereits zwei Tage später, am 29. April 1987, liegend in einem Krankenwagen ins UKH nach Hannover gebracht.

Der Ehemann und ich saßen anschließend wie auf glühenden Kohlen, während wir auf die erste Stellungnahme warteten. Diese fiel leider nicht sehr gut aus. Der behandelnde Professor warf mir lautstark am Telefon vor: »Sagen Sie mal, Herr Kollege, sind Sie wahnsinnig geworden? Wie können Sie die Patientin in diesem Zustand hierher befördern?« Er war der Meinung, ich sei der behandelnde Hausarzt.

Ich konnte diese Schelte gut vertragen. Ich wusste ja: Jetzt ist sie in guten, nein, in den besten Händen. Ich war glücklich.

Dann geschah das, was man fast als kleines Wunder bezeichnen könnte, denn während es sonst Monate, ja sogar Jahre dauert, bis ein passendes Spenderorgan gefunden wird, kam bereits am nächsten Tag aus Hannover die Nachricht, ein passendes Herz sei vorhanden, und noch am selben Tag solle die Transplantation stattfinden.

Die Nacht vom 30. April auf den 1. Mai 1987 werde ich sicherlich nicht vergessen. Als die Nachricht kam, die Transplantation des neuen Herzens sei gut verlaufen, habe ich in dieser Nacht, der sogenannten Hexen- oder Walpurgisnacht, derart unmäßig dem Alkohol zugesprochen, dass ich mit freundlicher Hilfe der örtlichen Polizei nach Hause gebracht werden musste.

Ich war einfach nur überglücklich.

Es versteht sich von selbst, dass Ulrike zu meinem Patenkind wurde und wir in den folgenden Jahren ihren Geburtstag am 30. April zünftig gefeiert haben. Ursprünglich hatte sie nur gehofft, mit dem neuen Herzen weiterleben zu können, bis ihre Kinder groß wären. Sie hat jedoch weit länger gelebt als erwartet, und ich glaube, dass sie auch heute noch leben könnte, wäre sie im entscheidenden Augenblick richtig behandelt worden.

Ich bin auch heute noch sehr glücklich, weil ich glaube, dass ich etwas Gutes geleistet habe. Immer und immer wieder habe ich diese Situation mit der unseres Sohnes verglichen. Für Ulrike standen die Chancen ebenfalls derart schlecht, dass man diese tolle Entwicklung, die ihr immerhin weitere 23 Lebensjahre schenkte, sicher nicht vorhersehen konnte.

Wir können auch heute noch den Ärzten ein großes Dankeschön sagen. Ulrikes Ehemann ist schon seit Jahren Abgeordneter im rheinland-pfälzischen Landtag und hat durch seine Frau viel Unterstützung und liebevolle Betreuung erfahren.

Leber in Not

Einen ähnlichen Fall gab es kürzlich, aber jetzt war es nicht eine Herzpatientin, sondern ein mir lange bekannter früherer Mitarbeiter mit Leberkarzinom. Unsere Stiftung ist ja nicht nur für Leukämieerkrankungen, sondern laut Satzung – auch im Stiftungsnamen ersichtlich – für Leukämie- und Tumorerkrankungen zuständig. Ein solcher Fall ist augenblicklich mein vorrangiges Problem. Den Patienten kenne ich sehr gut, und ich versuche – wie bei allen Patienten, – alle nur erdenklichen Möglichkeiten auszuschöpfen, um ihm zum Weiterleben zu verhelfen. Der größte Teil der Leber ist bereits wegoperiert worden; leider ist aber jetzt auch in dem verbliebenen Teil der Leber erneut ein Karzinom entstanden. Eine weitere Operation wäre lebensgefährlich und kann nicht mehr durchgeführt werden. Daher besteht nur eine Möglichkeit: Das Karzinom muss innerhalb der verbleibenden Leber zum Stillstand gebracht werden. Nachdem mehrere Kliniken eine weitere Behandlung wegen Aussichtslosigkeit nicht mehr als erfolgversprechend angesehen hatten, blieb uns nur eine einzige Möglichkeit: Der Patient wurde in ein laufendes Projekt an der Universitätsklinik Tübingen aufgenommen. Alle hoffen nun sehr, dass dort tatsächlich ein Stillstand der lebensbedrohlichen Erkrankung erreicht werden kann.

Der Ghost-Rider

Bei einem anderen Fall im Jahr 1986 ging es um einen erst 21-jährigen Patienten aus dem Schwarzwald, dem man gesagt hatte, mit seiner chronischen Leukämie könne er noch vier oder fünf Jahre relativ gut leben. Heilbar sei die Krankheit nur durch eine Knochenmark-Transplantation. Als sich Herr Zepf – so hieß er – an unsere Stiftung wandte, vermittelte ich ihm die Teilnahme an einer Studie in Essen. Dort wurde er in eine Interferon-Studie aufgenommen. Er lernte, das Interferon aufzubereiten und täglich subkutan zu spritzen. Von Anfang an verbesserte sich sein Blutbild, und er konnte nach einiger Zeit sogar eine Vollremission (Verschwinden der Krankheit) erreichen. Allerdings litt er unter starken Nebenwirkungen – Müdigkeit, fehlende Konzentration – und war nicht voll arbeitsfähig. Außerdem befürchtete er, ohne eine Knochenmark-Transplantation könne die Krankheit doch wieder ausbrechen, und bemühte sich deshalb intensiv um einen Knochenmarkspender.

Leider gab es zu dieser Zeit nur einige kleine Spenderdateien, die nicht vernetzt waren. Prof. Shraga Goldmann von der Blutspendezentrale in Ulm bemühte sich zusammen mit der Stefan-Morsch-Stiftung intensiv um den Aufbau einer zentralen Spenderdatei. Es fehlten jedoch zunächst weitere finanzielle Mittel. Martin Zepf erkannte seine Aufgabe und nutzte seine Kontakte, um sich am Aufbau einer Datei zu beteiligen. Er dachte, dies könnte ja ihm selbst nutzen – und wenn nicht ihm, dann wenigstens vielen anderen Mitpatienten. Keine Möglichkeit ließ er aus, sich über Radio, Presse und Fernsehen an die Öffentlichkeit zu wenden. Weiterhin versuchte er, über die politische Schiene in Stuttgart und in Bonn auf die Missstände aufmerksam zu machen. Die Hilfsbereitschaft der Bevölkerung war riesengroß. Für die Stefan-Morsch-Stiftung wurden in Martins Heimatgemeinde Baiersbronn durch viele unterschiedliche Veranstaltungen etwa 250 000 Mark gespendet.

Im Juli 1987 flog ich mit ihm und seiner späteren Frau in die USA. Ich wollte versuchen, Kontakte für die Stiftung herzustellen und nebenbei für Martin die Spenderfrage zu erörtern. Wir wollten einen kostengünstigen Standby-Flug erwischen. Das funktionierte auch – für das Ehepaar. Als sie schon durch das Gate gegangen waren und ich hinterhergehen wollte, stoppte man mich. »Jetzt ist die

Maschine voll. Warten Sie bitte auf den nächsten Flug.« Das Ehepaar drehte sich um und war ganz konsterniert. »Das geht aber nicht!«, rief die Frau aus. »Mein Mann ist doch so krank! Herr Morsch muss unbedingt mit uns zusammen reisen.« So kam es wieder zu dem Missverständnis, ich sei der behandelnde Arzt. Die beiden bekamen das nicht mehr mit, aber ich wurde vom Kabinenpersonal hineingeschmuggelt. Ich saß im Cockpit den ganzen Flug über, und auf der Passagierliste existierte ich nicht. Sie nannten das im Scherz »Ghost-Rider«.

Nachdem wir gelandet waren, stieg ich vor allen anderen Passagieren aus und stand schon in der Ankunftshalle, als das Ehepaar dort hineinkam und sich unsicher umsah. Da trat ich hinter einer Säule hervor und begrüßte die beiden. Sie konnten es gar nicht fassen, sie waren so erleichtert! »Ja, wie sind Sie denn so schnell hergekommen?« »Ich habe eine noch schnellere Maschine erwischen können.« Ich ließ sie aus Spaß noch ein wenig im Ungewissen, klärte die Situation dann aber bald auf.

Ziele in den USA waren New York und Minneapolis. Der dort tätige MD Phil McGlave hatte damals gerade begonnen, wie auch schon in Seattle mit fremden, also nicht verwandten Spendern Knochenmark zu transplantieren. Aber auch dort war kein Spender für Martin zu finden. Weiter ging's nach Seattle, wo ich ja seit der Transplantation bei meinem Sohn Stefan bestens bekannt war. Überall hatten wir interessante Gespräche und konnten entsprechende Kontakte knüpfen, die teilweise bis heute bestehen.

Mitte der 1990er Jahre wurde dann tatsächlich ein übereinstimmender Knochenmarkspender für Martin gefunden. Da er sich jedoch durch das Interferon schon längere Zeit in einer Vollremission befand, also gesund war, rieten ihm die meisten Experten von einer Transplantation ab.

Seit 2010 benötigt er kein Interferon mehr und nimmt gegen die frühere CML auch sonst keine weiteren Medikamente ein. Die Studie wurde mit 74 Teilnehmern durchgeführt. Er und auch ich sind außerordentlich glücklich, dass er heute zu den drei noch lebenden (Ex-)Patienten der Essener Studie gehört.

Heute geht es ihm sehr gut, und auch er konnte beim 30. Jubiläum der Stefan-Morsch-Stiftung im August 2016 mitfeiern.

Plötzlicher Abschied

Es gab auch die Geschichte von einem Elternpaar, mit dem ich abends zusammensaß, um das weitere Vorgehen zu besprechen. Wir waren hoffnungsvoll, die Chancen des Patienten standen gut. Am Morgen schaute die Mutter nach ihrem Sohn. Es war ein ganz junger Mann – und er war in der Nacht ganz plötzlich und still gestorben. Die Mutter teilte mir unter Tränen mit, dass er wohl noch aufgestanden, aber dann vor der Heizung sitzend für immer eingeschlafen war.

Ein Gast aus fernem Bergland

Leukämie kennt keine Grenzen, weder beim Patienten noch bei den Helfern. Hierzu eine Geschichte, die trotz zahlreicher Helfer und vieler, nationale Grenzen überschreitender Maßnahmen letztlich doch nur lebensverlängernd und nicht lebensrettend wirken konnte.

Und sie zeigt auch, dass es beim Kampf gegen die Leukämie nicht nur um menschliche Schicksale geht, sondern oft auch um das liebe Geld. Es wäre naiv, das zu ignorieren – das ist meine Erfahrung aus 30 Jahren Kampf gegen die Leukämie und für die Stammzellentransplantation. In Garmisch-Partenkirchen gibt es das Marshall Center, eine gemeinsame Einrichtung der USA und der Bundesrepublik. Die Einrichtung hat sich die Aufgabe gestellt, »durch die Förderung demokratisch verankerter Institutionen und Beziehungen insbesondere im Bereich der Verteidigungspolitik« ein »stabiles Sicherheitsumfeld« zu schaffen.

Durch längere Lehrgänge für Teilnehmer aus den Nationen Nordamerikas, Europas und Eurasiens versucht man, Sensibilität und Engagement für die Festigung dauerhafter Partnerschaften zu erreichen.

So trat im Frühjahr 2006 ein junger Stabsoffizier aus Kirgisistan einen für drei Monate vorgesehenen Lehrgang in Garmisch-Partenkirchen an. Sein Vorname war Artur. Und da saß er nun im großen Auditorium des Zentrums mit rund 200 anderen Teilnehmern.

Nach sechs Wochen kündigte sich das Drama an: Artur wachte mit Nasenbluten auf. Nun, das kann ja mal vorkommen, oder?

Leider war dies alles andere als harmlos; denn die Blutung ließ sich nicht stoppen. Alarmierend war dann das Urteil der Klinik in München, deren Diagnose und Therapiehinweise eindeutig waren: akute Leukämie, Stammzellenspende in wenigen Wochen zwingend notwendig.

Wie sollte das gehen? Der Patient, also Artur, hatte keine Krankenversicherung, jedenfalls keine, die ihm eine Leukämiebehandlung in Deutschland bezahlt hätte. Die Kosten für eine solche Behandlung beginnen immerhin bei 200 000 Euro – die in diesem Fall mangels Krankenversicherung bitte in bar zu bezahlen wären.

Was sollten die Leute vom Marshall Center nun tun? Den Lehrgang abbrechen und Artur nach Kirgisistan zurückschicken? Konnte man dort akuter Leukämie begegnen? Ein klares »Nein« war die Antwort. Alternativ in den USA behandeln? Keine Chance, da Artur nach Rang und Funktion den Kriterien für ein solches Programm nicht entsprach.

So wurde den hilfsbereiten Leuten vom Marshall Center schnell klar, dass es zur Behandlung in Deutschland keine realistische Alternative gab. Wie konnte man Arturs Leben retten – oder es zumindest versuchen?

Es galt nun, schnell herauszufinden, wer bezüglich der Kosten helfen konnte. So waren mehrere Rotary Clubs spontan mit einigen Tausend Euro für die Behandlung von Artur dabei. Auch eine Spendenaktion in der Bundeswehr konnte etwas beitragen. Aber das reichte leider alles bei weitem nicht; es war nur der Tropfen auf den heißen Stein. Um eine realistische Chance zu haben, brauchten sie Spenden in ganz anderer Größenordnung.

Und nun nahmen die zunächst zuversichtlich stimmenden Maßnahmen ihren Lauf. Eine große Rolle spielten jetzt Zufälle, von denen man sich überraschen lassen musste.

So brachte anlässlich einer öffentlichen Zeremonie für den Wechsel eines Kommandeurs in Berlin der als Gast anwesende deutsche Direktor des Marshall Centers, Dr. Horst Schmalfeld, das Gespräch auf Arturs verzweifelte Situation. Er hatte den richtigen Anlass gewählt: Einer der Anwesenden kannte seit längerem die Stefan-Morsch-Stiftung aus enger Zusammenarbeit mit dem Sanitätsdienst der Bundeswehr. Sein Rat: dort vorstellig werden, vielleicht könnte von dort Hilfe kommen.

Sofort wurde ein Termin bei uns in Birkenfeld vereinbart – so kamen wir erstmals mit Arturs Schicksal in Berührung. Ein Vortrag vor dem Kuratorium der Stiftung mit der eindringlichen Schilderung von Arturs Schicksal – und die Stefan-Morsch-Stiftung war für Artur da.

Wir gingen dabei einen unkonventionellen Weg. Denn normalerweise rechnet die Stiftung bei einem deutschen Patienten über den nationalen Versicherungsträger ab. In Arturs Fall war aber bei vorhandenen rund 30 000 Euro die Frage, wer die Restkosten in der Größenordnung von vielleicht 200 000 Euro für die Behandlung übernehmen würde.

Die Klinik in München übernahm zunächst die akut notwendige Therapie, aber die absehbaren Kosten waren einfach zu hoch. Wiederum kamen glückliche Umstände zur Hilfe. Die Stefan-Morsch-Stiftung unterstützt an einer Klinik der Charité in Berlin eine Abteilung zur Behandlung von Leukämie: Transplantation, Quarantäne-/Intensivstation und ambulante Nachbehandlung von Patienten. Aber wie den Patienten von München nach Berlin bringen? Er war ja seit der Anfangsbehandlung in München in größter Infektionsgefahr, so dass ein Straßentransport nicht in Frage kam.

Da Artur als Soldat Gast der Bundesrepublik Deutschland war, lag es nahe, das Verteidigungsministerium um Hilfe zu bitten. Dort gibt es eine Flugbereitschaft, auch mit kleineren Flugzeugen, etwa für Reisen von Regierungsmitgliedern. Warum also nicht für einen flugfähigen Leukämiepatienten? Es klappte. Das Ministerium stimmte auf hoher Ebene zu, und so wurde Artur von München nach Berlin geflogen und dort in die Charité gebracht.

Aber das war nur die halbe Miete. Wie konnte der passende Stammzellenspender gefunden werden? Denn Abfragen in den Datenbanken mit potentiellen Stammzellenspendern verliefen ohne Ergebnis. Somit blieb nur noch die Möglichkeit eines Spenders aus seinem engeren Familienkreis. Für den lagen aber keine Daten vor, denn wir hatten es mit Kirgisistan zu tun, wo keine Datenbank mit möglichen Stammzellspendern existierte.

Und wieder half der Zufall. Die Frau des deutschen Direktors des Marshall Centers hatte Russisch studiert, im Studium Kontakt zur deutschen Botschaft in Moskau gehabt – und dort Bekanntschaften geschlossen und weiterhin gepflegt. So nahm sie Kontakt mit einem Diplomaten des Auswärtigen Amts auf, der als Botschaftsarzt an den deutschen Botschaften in der Sowjetunion und somit auch Kirgisistan tätig war. Er übernahm spontan die Suche nach dem Familienspender für Artur und wurde fündig: Arturs Schwester in Osch, einer Stadt im Süden Kirgisistans im Ferghanatal, war eine geeignete Stammzellspenderin.

Und so kam die Schwester für die Stammzellenspende nach Berlin. Der Direktor des Marshall Center nahm sie für einige Zeit bei sich zu Hause auf, um das Ergebnis abzuwarten, und alles verlief vielversprechend. So konnte die Schwester wieder in die Heimat zurückkehren, nachdem auch die ambulante Nachbehandlung an der Klinik zunächst erfolgreich verlief. Die kirgisische Botschaft gewährte dabei dem Geschwisterpaar Unterkunft, und auch Arturs Frau und sein Sohn konnten ihn dort eine Zeitlang besuchen.

Leider wendete sich das Blatt dann zum Schlechten: Artur bekam einen Rückfall und brauchte eine weitere Stammzellenspende von seiner Schwester, die deswegen wieder nach Deutschland kam. Diese zweite Spende hatte allerdings von vornherein geringere Erfolgsaussichten – aber sie verlief zunächst so vielversprechend, dass man Arturs dringendem Wunsch nach Rückkehr zu seiner Familie nach Kirgisistan nachgeben konnte.

Jedoch stellten sich bei der Nachbehandlung an der Klinik in Kirgisistan zunehmend Folgeerkrankungen ein. Obwohl Medikamente für die Behandlung zur Verfügung gestellt wurden – mit Hilfe einer eigenen Versorgungskette seitens der Stefan-Morsch-Stiftung und über diplomatische Kanäle –, ging es Artur zunehmend schlechter, so dass die Familie schließlich entschied, ihn von seinem Leiden zu erlösen und die weitere Behandlung einzustellen. Somit konnte Arturs Leben nach Eintritt der Krankheit letztendlich nur um zwei Jahre verlängert werden.

Dennoch gebührt allen Beteiligten Dank: dem Bundesministerium der Verteidigung, dem Diplomatischen Dienst des Auswärtigen Amtes, den Angehörigen des Marshall Center und Rotary Deutschland. Unsere Stiftung hat mit ihren vielfältigen Ressourcen – medizinisch und finanziell – alle Kräfte gebündelt. Und auch wenn der Erfolg letztlich ausblieb: Diese konzertierte Aktion war lehrreich und konnte dadurch zumindest auch anderen Patienten helfen.

Immerhin ist Artur nicht vergessen. Eine Straße in seinem Heimatort Osch wurde nach ihm benannt. Der Beitrag der Stefan-Morsch-Stiftung ist auch dort in bleibender Erinnerung.

Fußballer helfen gern

Wir haben immer wieder Typisierungs-Aktionen bei Fußballclubs der 1. Liga. Mit unserem Bus »Road-Star« und dem alten Fußballstar Manfred »Manni« Burgsmüller als Werber wurde an geeigneter Stelle vor dem Haupteingangstor eine Typisierungs-Aktion durchgeführt. Ich war erstaunt, wie viele junge Leute den alten Haudegen erkannten:

»Ja, Manni, was machst du denn hier?« Er antwortete dann meistens mit dem ihm eigenen trockenen Humor:

»Quatsch nicht so viel, lass dir lieber Blut abnehmen und werde Spender!«

Wir hatten großen Erfolg – das war oft auch Manfreds »Überredungskunst« zuzuschreiben.

Der Vorstand des Fußballclubs Schalke 04 erlaubte uns, eine Typisierungs-Aktion »Auf Schalke« durchzuführen. Wieder standen wir mit unserem Aktionsbus »Road-Star« direkt vor dem Haupteingang und hatten die Gelegenheit, die Fans vor Beginn des Spiels als Spender zu gewinnen. Die Blutabnahme erfolgte der Einfachheit halber im Bus.

Der zuständige Arzt, der für die ordnungsgemäße Durchführung der Aktion, aber auch für die Entnahme der Blutproben zuständig war, bat uns vor Beginn eindringlich, nicht zu erwähnen, dass er aus Dortmund kam. Uns war nicht bewusst gewesen, wie stark die Rivalität zwischen den beiden Traditionsvereinen Schalke und Dortmund tatsächlich war. Um der Sache aber ein bisschen Pfeffer zu geben, drohten wir dem Arzt ständig scherzhaft damit, ihn als Dortmunder bloßzustellen, wenn er nicht etwas schneller Blut abnähme.

Um der zunehmenden Spenderzahl noch vor Spielbeginn gerecht zu werden, mussten wir uns mächtig ins Zeug legen. Für das

Team insgesamt war es eine große Gaudi, für den Dortmunder Arzt ersichtlich nicht.

Zehn Jahre später dachten wir beschämt an diese Episode zurück, aber wir konnten damals nicht ahnen, dass dieser nette Arzt 2016 selbst an Leukämie erkranken würde. Unglücklicherweise war die Erkrankung bereits zu weit fortgeschritten. Er konnte auch durch eine Stammzell-Transplantation nicht mehr gerettet werden.

Die Polizei spendet auch Stammzellen

Einmal fuhr unser Team nach Dortmund. Viele der dortigen Polizeibeamten hatten sich als Spender gemeldet, und wir wollten, wie wir es oft tun, ihnen möglichst viel Aufwand abnehmen und die Blutabnahme zentral vor Ort durchführen. Die Beamten warteten in der Polizeidirektion, und wer zum verabredeten Termin nicht kam, waren wir. Warum? Wir standen auf der A 1 im Stau, was sonst? Vier oder fünf Kilometer waren es noch bis zum Einsatzort.

Mein Handy klingelte: »Wo bleiben Sie denn?« Ich nannte dem Polizisten den Autobahnabschnitt, er schaute auf seine Karte und sagte: »Ein Stück weiter kommt ein PKW-Parkplatz. Wir schicken unseren Hubschrauber. Räumen Sie diesen Parkplatz, damit wir dort landen können. Wir holen Sie und Ihr Material dort ab und fliegen Sie zum Polizeipräsidium.«

Die Polizisten mussten ja dringend wieder an ihre jeweiligen Einsatzorte und konnten nicht stundenlang auf uns warten.

Wir fuhren also langsam auf dem Standstreifen vor zu dem angegebenen PKW-Parkplatz, der ganz nahe war. Dort konnte ich aber nichts ausrichten: Verbotenerweise stand dort ein riesiger Sattelschlepper und blockierte alles – und der Fahrer war nicht zu finden. Inzwischen war der Hubschrauber aus Dortmund eingetroffen und befand sich im Luftraum über uns. Die Besatzung wurde über die missliche Lage informiert, konnte aber selbst schnell erkennen, dass keine Landesmöglichkeit bestand.

Man wählte eine andere Möglichkeit. Aus dem Hubschrauber wurden die im Stau stehenden Autofahrer per Lautsprecher aufgefordert: ›Machen Sie bitte den Seitenstreifen frei!‹. Auf dem fuhren wir nun langsam entlang Richtung Dortmund zum Präsidium. Über uns der Polizeihubschrauber, vor uns das eine oder andere Kraftfahrzeug. Die Fahrer wurden über Megaphon vom Hubschrauber aus aufgefordert, den Seitenstreifen umgehend freizumachen. Unser Fahrer war übrigens mein Bruder, selbst Polizeibeamter, der gern in seiner Freizeit unser Team verstärkte. Er machte sich Sorgen wegen der Geschwindigkeitsbegrenzung, schließlich wollte er wegen dieser verrückten Geschichte nicht noch ein »Knöllchen« davontragen.

Der Polizeibeamte, den ich am Telefon hatte, sprach nun etwas lauter: »Herrgott, wer soll euch denn anhalten – die gesamte Polizei steht doch hier und wartet auf euch! Also gebt mal ein bisschen Gas!« Ich nehme an, wenn wir damals die zulässige Höchstgeschwindigkeit überschritten haben sollten, dann dürfte das jetzt verjährt sein.

Wir erreichten dann mit einer halben Stunde Verspätung das Polizeipräsidium in Dortmund, wo man uns mit einigem Lachen empfangen hat. Anscheinend waren inzwischen alle darüber informiert worden, warum wir nicht zeitgerecht zu dieser Typisierungsaktion vor Ort sein konnten.

Münchhausen hoch zwei

Jemand rief an: »Eine neue Patientin kommt in die Transplantationsklinik nach Idar-Oberstein, aber es ist nicht irgendjemand! Eine Prinzessin. Von Preußen.« Wir überlegten mit der Polizei zusammen, wie wir für die Sicherheit der Patientin sorgen könnten. »Wenn sie mit dem Hubschrauber kommt, lassen wir die Klinik durch die Polizei abschirmen.« Und die Zwillingsschwester der Patientin, eine Medizinprofessorin aus Houston, sollte zu uns in die Stiftung kommen, um uns zu instruieren und dann ihre Schwester in der KMT-Klinik in Idar-Oberstein zu besuchen. Die Ärzte nahmen die Patientin auf, sie wurde untersucht, und alles Nötige wurde veranlasst. Zunächst wurde nur hohes Fieber festgestellt; die Laborwerte kamen erst später.

Nach einer Weile erschien uns aber manches merkwürdig mit den beiden Schwestern: Die Prinzessin – angeblich todkrank –

wurde erwischt, wie sie unter der Bettdecke telefonierte. Nach Houston hatten wir Kontakte – und dort kannte niemand den Namen ihrer Schwester, der Medizin-Professorin. Darüber hinaus war der ärztliche Leiter unserer Klinik unsicher: »Ich kann nichts finden, keine Leukämiezellen. Was kann denn da los sein?«

Es stellte sich heraus: Die ›Patientin‹ hatte überhaupt keine Leukämie, sie war kerngesund. Sie werden sich nun nicht wundern zu hören, dass sie auch keine Prinzessin war, keine von Preußen und auch nicht von anderswo.

Schließlich kam heraus: Es handelte sich gar nicht um *zwei* Frauen. Eine Frau allein hatte sich die ganze Geschichte ausgedacht. Sie hatte, wie sich herausstellte, ein ausgeprägtes Münchhausen-Syndrom, sie war eine Hochstaplerin, die sich Wissen angeeignet hatte und uns alle mit großer Überzeugungskraft täuschte. Auch schon in einer anderen Klinik hatte sie den Professoren erfolgreich die Leukämiekranke vorgespielt.

Als wir Kontakt mit der Krankenkasse aufnahmen und abrechnen wollten, stellte sich das Ganze als große, gut gemachte Fälschung heraus. Nachdem mir der Ärztliche Leiter der Klinik mitgeteilt hatte, dass eine Leukämie nicht zu diagnostizieren war, überprüfte ich die Gesundheitsakte etwas genauer. Ich konnte feststellen, dass es sich um gefälschte Krankheitsunterlagen handelte. Obwohl sie gar nicht krank war, hätte sich die Patientin tatsächlich transplantieren lassen! Das heißt, krank war sie schon, aber auf andere Art und Weise. Das Fieber hatte sie herbeigeführt, indem sie sich eine Menge Zahnpasta einverleibt hatte.

Um eindeutig zu beweisen, dass es sich nur um eine Person handelte, beorderte ich eine Mitarbeiterin der Stiftung in die KMT-Klinik nach Idar-Oberstein, die von der ›Frau Professor‹ in einem persönlichen Gespräch Weisungen erhalten hatte. Sie sah die Patientin in der Klinik und konnte daraufhin bezeugen, dass die ›Todkranke‹ im Klinikbett dieselbe Person war, die sich eine Stunde vorher noch als Medizinerin und Professorin von ausgezeichneter Gesundheit bei ihr vorgestellt hatte.

Die wunderbare Gewichtsvermehrung

Weit harmloser war eine andere kleine Schwindelei. Die hatte auch ein edleres Motiv als die »Professorin-Prinzessin«. Wie schon erwähnt, fahre ich öfter in Schulen, halte einen Vortrag über unsere Arbeit und motiviere die Schülerinnen und Schüler, sich als potentielle Stammzellspender typisieren zu lassen. Man kann sich von 16 Jahren an registrieren lassen, wenn die Eltern ihr schriftliches Einverständnis geben. Eine der Vorgaben ist dabei ein Mindestgewicht des Spenders oder der Spenderin von 50 Kilogramm, weil die Stammzellspende für den Körper sonst zu belastend ist und womöglich nicht die benötigte Anzahl von Zellen für den Patienten erreicht werden kann.

Sein Körpergewicht muss man im Anmeldebogen eintragen. Nun wiegen nicht alle Schülerinnen bereits 50 Kilogramm. Einmal, in einer Schule im Ruhrgebiet, gab mir eine Schülerin ihre Einverständniserklärung (EV). Ich warf einen Blick darauf und bedauerte: »Sie wiegen nur 47 Kilogramm? Das bedeutet, dass wir Sie nicht als Spenderin annehmen dürfen, so leid es mir tut!« Sie war so motiviert, es war wirklich schade, fast weinte sie. Ich verabschiedete mich von ihr und ging weiter im Schulgebäude herum. Nach einer Viertelstunde sah ich auf dem oberen Flur wieder so eine kleine, zierliche Frau. Ich bat sie, mir ihren Anmeldebogen zu zeigen. Da stand: Gewicht 52 Kilogramm. Ich sah sie genauer an, allmählich bekam ich ja einen Blick dafür und sagte: »Was, Sie wollen 52 Kilogramm wiegen? Das glaube ich nicht!« Und in diesem Moment erkannte ich sie. Es war dieselbe Schülerin, und sie hatte sogar die gesamte EV noch einmal ausgefüllt, damit es nicht auffiel, dass sie die Gewichtsangabe korrigiert hatte! Ich hatte also jemanden vor mir, die unbedingt Spenderin werden wollte. Die gesamte Aktion wurde damals für die erkrankte Carolin M. durchgeführt (siehe oben).

Wir nennen das heute noch mit einem Augenzwinkern »die wunderbare Gewichtsvermehrung«. Ich habe es dann so gemacht, dass ich sie nach durchgeführter Speichelprobe typisiert und ihr einen Spenderausweis zugesandt habe. Das Typisierungsergebnis wurde aber nicht in die Datei aufgenommen. Das war mir bei solch starkem Engagement das Geld wert. Sie hatte sich noch verplappert, indem sie im Gespräch spontan sagte: »Meine Mutter war doch auch so mickrig.« Dieses Wort, das sie selber gebrauchte, vergesse ich nie. Sie war auch nicht von der Art, bei der man sagt: ›Ach, sie wird schon noch zunehmen.‹ Scherzhaft sagte ich noch zu ihr (ich wog damals 25 Kilogramm mehr als heute): »Wenn wir beide eine Woche zusammen essen gehen, kommen Sie schon noch auf das erforderliche Gewicht.« Sie hat mich wohl richtig verstanden und konnte über meine flapsige Bemerkung gut lachen.

Das vertauschte Blut

Um die Kapazitäten der Stiftung besser zu nutzen, haben wir eine GmbH gegründet, die für andere Labore Untersuchungen durchführte und auch Vaterschaftsbestimmungen anbot. Dabei erlebten wir verrückte Dinge.

Eine junge Frau hatte ein Baby bekommen. Sie wusste auch ganz bestimmt, wer der Vater war. Aber der stritt dies ab. Sie bat mich, anhand einer Speichelprobe bei dem Baby die Vaterschaft festzustellen. Sie hatte mir gesagt: »Mach ich mit. Mach ich alles mit. Aber nachher, ab dem Zeitpunkt, wenn feststeht, dass er der Vater ist, dann ist Schluss mit ihm.« Und so kam es. Er war der Vater – und sie sagte: »Wenn der das leugnet, dann muss er auch mit der Familie keine Verbindung mehr haben«, und brach den Kontakt mit ihm sofort ab.

Aber auch das Gegenteil hat es gegeben – und an diese Geschichte denke ich sehr gern zurück, weil sie ein Happy End hatte. Hier konnte ein junger Mann es gar nicht abwarten, bis das Ergebnis vorlag. Für ihn spielte es keine Rolle, dass seine Freundin sich nicht ganz sicher war. Als er dass er der Vater des Kindes war, freute er sich so, dass er sofort zu uns nach Birkenfeld kam – in die Stadtmitte, wo sich damals die Stiftungsverwaltung befand. Er wollte das Ergebnis sofort sehen. Das Problem: Er war von Beruf Lastwagenfahrer. So verschlug es ihn mit dem riesigen Sattelzug in eine Einbahnstraße, und er kam nicht mehr vorwärts und nicht mehr zurück. So sehr freute er sich. Die beiden haben nachher auch geheiratet.

Ein anderer Vater war mit seinen drei Kindern typisiert worden, als wir für einen Patienten den idealen Spender suchten. Zurück in der Stiftung verglichen wir die Ergebnisse der Typisierung des Patienten mit denen seiner drei Kinder und stellten fest, dass keine Übereinstimmung vorlag – also keiner der Jungen als Spender in Frage kam. Was aber weitaus kurioser war: Alle drei Kinder konnten nicht von dem Vater abstammen, der sie zur Typisierung animiert hatte.

Wir veranstalten häufig Vorträge, und ein Mann kam immer wieder, hörte aufmerksam zu und stellte auch Fragen. Er war wirklich sehr interessiert. Eines Tages kam er zu mir und sagte, sein Sohn wolle auch Spender werden, ob das gehe, er sei allerdings noch keine 18 Jahre alt. Normalerweise machten wir das nicht, aber da auch der Junge – der sich schon sehr früh ehrenamtlich bei uns engagierte – es unbedingt wollte, wurde ihm Blut abgenommen und molekular typisiert. Wir schöpften damals keinen Verdacht – aber seither haben wir so eine Untersuchung nie mehr gemacht.

Der Vater hatte uns benutzt, um einen Beweis für seinen Verdacht in die Hand zu bekommen, dass der Junge nicht sein leibliches Kind sein könnte. Sein Anwalt nutzte das Ergebnis, um eine richterliche Verfügung zu erwirken. Der Mann musste von da an den Unterhalt von etwa 800 Mark monatlich nicht mehr leisten.

Das war aber noch nicht das letzte Wort. Das Ende der Geschichte erfuhr ich von dem Mann selbst. Nach einigen Monaten kam er wieder zu mir und war sehr geknickt. »Ich muss doch wieder zahlen.« Die Frau konnte ihm beweisen, dass sie lange Zeit vorher vor Zeugen zu ihm gesagt hatte: »Was regst du dich denn auf, der ist doch gar nicht von dir!« Er hatte das aber nicht ernst genommen oder nicht wahrhaben wollen. Nun gibt es eine Regelung im BGB, dass man innerhalb einer bestimmten Frist auf eine solche Information reagieren muss. Und diese Frist war längst verstrichen. Damit hatte er das Kind rechtlich gesehen als seines anerkannt und blieb somit der gesetzliche Vater.

Aber nur einmal ist es mir passiert, dass ich einer Mutter sagen musste: Ihre Tochter kann nach den genetischen Merkmalen in diesen Blutproben (die ein anderes Labor untersucht hatte) nicht Ihre Tochter sein! Die arme Frau war völlig aufgelöst. War ihr Kind etwa nach der Geburt vertauscht worden? Ich bot Mutter und Tochter sofort an, nochmals Blut abzunehmen und mit Vorrang zu testen. Die Untersuchung wurde also in unserem stiftungseigenen Labor wiederholt. Und dabei stellte sich gottlob heraus, dass nicht das Kind, sondern die Blutprobe vertauscht worden war. Solche Pannen gibt es zum Glück nur sehr selten. Das betroffene Labor, das den Fehler verschuldet hatte, wurde bald darauf geschlossen.

Ein Einbruch

Zu der Geschichte unserer Stiftung gehören natürlich, wie überall, nicht nur Erfolgserlebnisse. Auch bei uns wird eingebrochen. Wonach suchen Kriminelle bei uns? Genau, nach hochwertiger Hard- und Software. Was IT betrifft, sind wir stets auf dem neuesten Stand.

Einer der Einbrüche war besonders schlimm. Es wurden unsere Computer gestohlen, natürlich mit der neuen Software – und dazu mit allen Softwareentwicklungsdaten. Gerade kurz vorher hatten wir ein neues System eingeführt, das Land unterstützte unser Forschungsprojekt, und nun hatte sich alles zerschlagen. Es gab eine Ermittlung, die Verdächtigen wurden vor Gericht gestellt, aber man konnte ihnen den Einbruch nicht nachweisen. Richter und Staatsanwalt baten mich nach der Urteilsverkündung zu sich und schlugen vor, ich sollte in der Zeitung eine Belohnung aussetzen für Hinweise auf die Täter oder für diejenigen, die uns anonym wenigstens die Daten wieder zur Verfügung stellen würden. Denn die Software war noch nicht gesichert, so dass der Verlust zu einem Schaden in Höhe von mehreren 100 000 Mark führte. Die Belohnung setzten wir aus, aber ohne Erfolg. Die Computer wurden später sogar von der Polizei sichergestellt, aber die Software blieb verschwunden. Die Täter konnten lediglich wegen Hehlerei belangt und bestraft werden.

Nach einem solchen Crash gibt es oft neue Ideen für einen Wiederaufbau. Wir mussten umsteigen, schafften die allerneueste Software an – und schon waren wir wieder up to date und konnten die Suche nach Stammzellspendern auf eine neue Grundlage stellen.

Vier Hoheiten

Die folgende Geschichte hängt damit zusammen, dass ich auch politisch tätig war und dass man in Rheinland-Pfalz bei den Kommunalwahlen mehrere Stimmen hat. Man kann einem Politiker seiner Wahl mehrere Stimmen geben, statt nur die Liste einer Partei anzukreuzen. Das nennt man bei uns ›häufeln‹, und den Politiker, der auf diese Weise am meisten Stimmen bekommt, nennt man den ›Häufelkönig‹.

Zu jener Zeit vertrat ich über einen längeren Zeitraum den Bürgermeister der kommunalen Einheit. Ich hatte den Herzog von Oldenburg hierher eingeladen (unsere Gegend war 110 Jahre lang oldenburgisch gewesen). Ich kannte Seine Hoheit von mehreren Besuchen des Kramermarktes in Oldenburg – dem jährlichen großen Ereignis im Nordwesten des Landes. Er war vorher noch nie zu einer Visite im weit entfernten oldenburgischen Gebiet außerhalb seiner Heimat gewesen.

Wir fuhren also im August 1994 mit einer Kutsche vom Oldenburger Schloss zum Prämienmarkt-Festzelt, wo der Herzog auch von den Festgästen herzlich begrüßt wurde. Auf dem Wege zum Zelt sagte ich scherzhaft: »Vier Hoheiten in einer Kutsche – das hat Birkenfeld noch nicht erlebt.« Er wurde neugierig. Prinz Salm-Salm, damals der CDU-Kandidat für die darauf folgende Bundestagswahl, saß ihm gegenüber in der Kutsche. Mir gegenüber saß die deutsche Edelsteinkönigin, die kannte man natürlich hier, da sie ja aus unserem Landkreis stammte und insbesondere die Idar-Obersteiner Edelsteinindustrie zu vertreten hatte. Aber wer war denn wohl der vierte Adlige? Nur ich selbst saß noch neben dem Herzog im Gefährt. So erzählte ich ihm von der Kommunalwahl im Juni 1994, nach der die Nahezeitung mich zum »Häufelkönig« gekürt hatte. Er konnte sich ein leichtes Schmunzeln nicht verkneifen.

Mein Bekanntheitsgrad war also recht hoch, und das hat sicher unserer ganzen Arbeit auch geholfen, die damals gerade auch zum Wohl eines Oldenburger Patienten nützlich und hilfreich war. Alle während meiner zehnjährigen Amtszeit amtierenden Oberbürgermeister von Oldenburg sind meiner Einladung zu einem Besuch in die Birkenfelder Enklave gefolgt.

Bad Breisig – die erste große Hilfsaktion

Die erste tatkräftige Unterstützung wurde uns in dieser Kleinstadt am Rhein zuteil. Die Familie des Künstlers Karl-Heinz Ziebarth hatte selbst ein Kind durch diese heimtückische Erkrankung verloren. Er widmete nun einen Teil seiner Schaffenskraft auch der Hilfe für die gerade gegründete Stefan-Morsch-Stiftung (SMS). Neben den Porträts von Boris Becker und den ausgezeichneten Papst-Gemälden konnte die Stiftung mehrere dieser Exponate gewinnbringend veräußern. In dieser Zeit begannen auch die Aktivitäten der Breisiger Karnevalsgesellschaft (KG Bad Breisig) unter ihrem damaligen Präsidenten Walter Fabritius. Dieser ist vor Ort, aber auch im rheinischen Karneval nicht unbekannt. Unter seiner tatkräftigen Mitwirkung kam ein Konzert mit der Sängerin Nicole in Birkenfeld zustande, wo fast alle Vereine aus Bad Breisig zum Gelingen beitrugen. In Breisig selbst hatte er eine gute Verbindung zu dem Kabarettisten Konrad Beikircher, der mehrfach zugunsten der Stiftung seine Gage stiftete. Aber auch Bürger der Stadt hat er bewogen, zu besonderen Anlässen eine Spende für die Stiftung zu erbringen. Der Stiftungsbus Road-Star war mehrfach in Bad Breisig auf »Spenderfang«. Und einige echte Spender aus den damaligen Aktionen konnten schon ihr Leben rettendes Knochenmark oder ihre Stammzellen zur Verfügung stellen. Karl-Heinz Ziebarths tatkräftige Hilfe für die Stiftung hat auch im hohen Alter von 86 Jahren nicht nachgelassen. Hoffentlich bleibt er der Stiftung noch lange als Gönner erhalten. Dank seiner Bemühungen bin ich seit fast 30 Jahren als Mitglied der KG in Bad Breisig herzlich willkommen und wurde für die Jahre 2013 und 2014 zum Ritter der kulinarischen Tafelrunde gekürt. Als weibliche Person gehört dieser Runde auch die frühere Ministerin Angela Merkel an. Zu den jährlichen Events erscheint sie allerdings nicht – was man wegen ihrer jetzigen Tätigkeit gut verstehen kann.

Im Ausland

Auch in anderen Ländern erkranken Menschen an Leukämie und anderen Bluterkrankungen, die man mit denselben Methoden behandeln kann. In verschiedenen Ländern sprach es sich herum, dass unsere Stiftung über technische und finanzielle Möglichkeiten für die Leukämie-Behandlung sowie über Kontakte zu den besten Ärzten auf dem Gebiet der Knochenmark-Transplantation verfügt.

In vielen Fällen kam man in den 1980er und 90er Jahren mit der Bitte um Kooperation und Fortbildung auf uns zu. Darauf gingen wir gern ein, denn uns war und ist es gleich, woher jemand stammt, der unsere Hilfe braucht. Wir hofften, in diesen Ländern ähnliche Strukturen aufbauen zu können wie hier bei uns. Stammzellspender gibt es schließlich auch anderswo, man braucht nur das Wissen und die Ausrüstung. Das Know-how ist kein Zauberwerk, es braucht »nur« jemanden, der den Willen hat – und die Möglichkeit, politische und wirtschaftliche Schwierigkeiten zu überwinden. Wir freuten uns deshalb besonders, wenn Politiker aus diesen Ländern auch daran interessiert waren und uns Probleme und Schwierigkeiten aus dem Weg räumten. Nicht nur, weil es angenehm ist, am Zoll vorbei glatt einreisen zu können …

Wir suchten damals wie heute häufig Spender für russische Patienten, ebenso auch für türkische. Und Luxemburg versorgen wir von hier aus mit, wir sind ja hier ganz nahe an der luxemburgischen Grenze. In verschiedenen Ländern haben wir Dateien aufgebaut oder entsprechende Mithilfe geleistet. In Russland hieß es: »Die Deutschen machen das schon, da brauchen wir keine eigene Datei.« Dadurch entwickelte sich eine sehr gute Zusammenarbeit. Auch russische Spender wurden zunächst in der Datei der Stefan-Morsch-Stiftung registriert, da es in Russland keine landeseigene Spenderdatei gab. Schon mehrfach waren auch russische Patienten zu den jeweiligen Spender-Patienten-Treffen am Sitz der Stiftung anwesend.

Bei Familien aus zwei verschiedenen Ethnien allerdings ist es sehr schwierig, einen geeigneten Spender zu finden. Ein Kind aus einer Ehe, die europäisch-asiatisch gemischt ist, hat eine seltene genetische Kombination, und da wird es schwierig, einen idealen

Spender im jeweiligen Heimatland zu finden, auch wenn man eine weltweite Suche durchführt. Wir hatten einen solchen Fall im ehemaligen Jugoslawien, wo ja verschiedene Bevölkerungsgruppen früher friedlich zusammenlebten und auch untereinander heirateten. Ein Mädchen wurde krank. Sie stammte aus einer solchen Familie, und wir haben leider trotz aller Bemühungen niemanden mit einer ähnlichen genetischen Ausstattung gefunden. Und das trotz wirksamer Hilfe vor Ort durch das damalige Militär. Das war eines unserer schlimmsten Erlebnisse bei Blutabnahme-Aktionen für einen bestimmten Patienten.

Einmal hatten wir einen Patienten hier in Deutschland, für den wir dringend einen Spender suchten. Nachdem wir drei mögliche Spender gefunden hatten, die halbwegs gut mit ihm übereinstimmten, aber nicht identisch waren, wunderten wir uns sehr – über deren Wohnortadressen: Alle drei Spender wohnten in einer Stadt in der Nähe von Frankfurt – und alle in derselben Straße, der Ostpreußenstraße.

Dann stellte sich heraus, dass in dieser Straße tatsächlich viele ehemalige Flüchtlinge aus Ostpreußen lebten. Die Straße war wohl nach dem Krieg nach ihnen benannt worden, weil sich die Vertriebenen dort als Nachbarn zusammenfanden. Der Patient selbst hatte mit Ostpreußen wohl gar nichts zu tun, trotzdem gab es diese Übereinstimmung.

So fuhren wir in einem größeren Team mit Arzt und Unterstützung durch die Johanniter nach Olsztyn (ehemals Allenstein) in Polen.

Wir nahmen bei dort noch lebenden Deutschen ebenfalls Blutproben. Die Älteren hatten viel Übereinstimmung mit dem Patienten, aber leider sind Menschen mit über 60 Jahren als Spender nicht mehr geeignet. Die Jüngeren stammten im Regelfall aus gemischten Ehen zwischen den dort verbliebenen Deutschen mit Polen. Auf dieser Reise machten wir auch interessante Erfahrungen. Ein Hotelbesitzer trat uns seinen eigenen Garagenplatz ab, damit unser Auto sicher sei, und stellte seinen PKW zur besseren Sicherheit noch als Erschwernis vor die Garage. Man befand sich nicht weit von der russischen Grenze entfernt, und auf dem Gebiet der illegalen PKW-Entsorgung klappte die Zusammenarbeit damals zwischen Polen und Russland vorzüglich.

Auf dem Weg durch Polen hatten wir mehrere Polizeikontrollen zu überstehen. Wir wollten unseren Zielort schnell erreichen und zahlten jeweils sofort die fälligen Gelder in bar, ohne Beweise für die Geschwindigkeitsüberschreitungen und auch ohne irgendwelche Zahlungsbelege. Welche Auskünfte wir am Zielort über diese Machenschaften erhielten, kann man sich sicher denken.

Die Fahrer dieser Aktion erhielten von mir die Vergebung ihrer Verkehrssünden und die ausgelegten Beträge erstattet.

Meine Fahrer auf einer anderen Polen-Reise waren zwei deutsche Polizisten, die sich in ihrer Freizeit für die Stiftung engagierten. Auf der Rückfahrt von Warschau wurden wir wegen tatsächlicher Überschreitung der Geschwindigkeit in einer 30er Zone von polnischen Polizisten – sicherlich rechtmäßig – angehalten. Ich stellte mich schlafend, während die beiden Fahrer mit auf die Wache mussten. Sie haben sich dort als Polizisten ausgewiesen und auf den Bluttransport hingewiesen. Daraufhin erhielten sie von ihren polnischen Kollegen Hinweise auf sechs weitere Radarfallen, in die wir sonst garantiert ebenfalls hineingetappt wären.

Ein Auftrag in der Türkei

Ein türkischer Arzt, Dr. Babuna, war an Leukämie erkrankt und sollte mit einem Fremdspender transplantiert werden. Wir wurden um Hilfe gebeten und sollten die Blutentnahme bei etwa 2 000 bis 2 500 Spendern vor Ort durchführen und leiten. Am 23. März 1999 flog ich mit unserem Laborarzt Dr. Bernhard Thiele und einem kleinen Team nach Ankara. Eine Kontaktperson saß in der Stiftung, um die Informationen zu bündeln und insbesondere – nach Bedarf – weitere Labore zur Mitarbeit zu veranlassen.

Diese große Aktion in der Türkei fand genau an dem Tag statt, an dem die NATO erstmals in den Kosovokrieg eingriff, am 24. März 1999.

Dr. Thiele war unter anderem auch als Blutabnehmer eingeplant; man hatte in Istanbul, wie sich später zeigte, sogar über 10 000 Spender ausfindig gemacht.

Die Organisatoren kamen uns in allem entgegen und räumten Hindernisse aus dem Weg. Aber da es so viele Spender waren, konnte der Ablauf der Blutabnahme nicht leicht organisiert werden. Zwar hatte man 70 fähige Damen dafür zur Verfügung gestellt, und sie machten das sehr gut und professionell – sie brauchten pro Spender nur jeweils eine bis drei Minuten für die Blutentnahme.

Es sollte alles per Computer erfasst werden, und das sollte perfekt geschehen und war gut vorbereitet. Das umständliche Eintippen und Registrieren dauerte aber pro Spender etwa zehn Minuten. Bei den »Blutsaugerinnen« herrschte also ein enormer Leerlauf.

Die Spendewilligen – die übrigens auch selbst die Unkosten für ihre Typisierung trugen – standen nebeneinander in zwei Schlangen, die immer länger wurden und draußen bis in die Stadt hineinreichten. Man bat mich, mir das einmal anzusehen, und ich ging hinaus und wandte mich an die Wartenden. Ich bat sie auf Englisch um Geduld, aber die meisten verstanden Deutsch. Die wartenden Menschen waren sehr verständnisvoll. »Ist schon in Ordnung«, bekam ich auf Deutsch zu hören. »Machen Sie mal, das wird schon. Wir warten.«

Ich ging wieder hinein und suchte jemand von den Verantwortlichen. Mir taten die Leute leid, und ich konnte es auch nicht mit ansehen, dass alles so unprofessionell verlief. Ich sagte zu den Organisatoren:

»Das kann man doch auch anders machen, das geht doch schneller. Sonst schaffen wir diese Menge nicht.« Die Schlange der Wartenden wurde immer länger.

»Nein, wir müssen das alles computermäßig erfassen, das geht nicht anders.«

Da platzte mir der Kragen, und ich wurde etwas laut:

»Wenn Sie das nicht umstellen, hören wir sofort auf!« Ich hätte wirklich alle Zelte abgebrochen, und das merkten meine Gesprächspartner mir wohl auch an. Aber nicht nur sie, sondern auch einige Millionen Fernsehzuschauer und Rundfunkhörer.

Zur Berichterstattung über die Aktion waren türkische und deutsche Radio- und Fernsehsender vor Ort. Als ich meine kleine Wutrede losließ, zugegeben mit ein paar gepfefferten Ausdrücken, bemerkte ich nicht, dass direkt hinter mir lange Stangen mit Mikrofonen in meinen Nacken geschoben wurden. Alles wurde aufgenommen.

Heute würde ich mich nicht mehr so ausdrücken. Meine Worte sind damals vollständig gesendet worden, wie ich später erfuhr. In Deutschland lebende Türken konnten alles über ihren Fernseher miterleben.

Allerdings hatte mein Eingreifen Erfolg. Ich bat jemanden, Papierbögen an alle Spender zu verteilen. Die konnten die wartenden Spendewilligen nun während des Wartens selbst ausfüllen. Es war teils ein wenig unpraktisch, man hielt gegenseitig den Rücken hin oder versuchte, die Zettel an der Wand auszufüllen, dann funktionierte aber der Kugelschreiber nicht mehr. Ich zeigte einigen, wie sie den Stift beim Ausfüllen halten sollten. Und plötzlich lief alles gut und vor allem weitaus schneller.

Nachdem nach vielen Stunden die Aktion endlich abgeschlossen war, wurden Dr. Thiele und ich mit den über 10 000 Blutproben durch die Stadt zurück zum Flughafen befördert. Wir hatten Polizei-Begleitfahrzeuge, und alle Ampeln waren auf Grün geschaltet. An den Straßen standen überall Leute und winkten uns zu. Die Aktion hatte sich offenbar herumgesprochen. Mir ging immer wieder durch den Kopf: »So etwas wäre zuhause in Deutschland nicht möglich gewesen.« Für den Rückflug wurde uns das Privatflugzeug des türkischen Staatspräsidenten zur Verfügung gestellt, unser regulärer Flug war längst weg. An der Maschine stand eine Ehren-Eskorte. Der Oberst machte mir militärische Meldung. Wie reagiert man da? Ich wusste es nicht. Es war alles so unwirklich, eine überaus seltsame Situation: Plötzlich flogen wir in der Luxusklasse, und eine eigene Stewardess war nur für uns zwei Passagiere zuständig. Sie fragte uns immer wieder, ob wir noch etwas bräuchten …

Unsere Ankunft war verspätet, weil der Pilot einen Umweg fliegen musste. In Luxemburg, eigentlich geplanter Landeort, war der Flughafen schon geschlossen. Stattdessen war in der Nähe nur noch der Ausweichplatz in Saarbrücken geöffnet. Dort trafen wir zu allem Überfluss auf einen besonders pflichtbewussten Zollbeamten, der von unserer Arbeit natürlich keine Ahnung hatte:

»Wer sind Sie, und was haben Sie da für viele Pakete?«, fragte er streng.

Ich antwortete:

»Das sind 10 000 Blutproben, hier ist der Arzt, der kann Ihnen das bestätigen. Wir müssen sehr schnell weiter, weil das Blut heute noch verteilt werden muss.«

Der Zollbeamte blieb unbeeindruckt:

»Das kann ich glauben – muss ich aber nicht glauben!«

Ich verlor langsam die Geduld.

»Tun Sie sich selbst den Gefallen«, sagte ich zu ihm, während ich versuchte, mich zu beherrschen, »und rufen Sie Ihren Chef an. Da draußen warten sieben Fernsehanstalten, die wollen filmen, wie ich die 10 400 Proben verteile.«

Er ging fort und hat wohl telefoniert. Plötzlich flog die Hallentür auf und er kam mit einer Schnelligkeit auf uns zu, die ich ihm keineswegs zugetraut hatte. Es stellte sich heraus, dass sein Chef selber Spender bei uns war. Ich schmunzelte in mich hinein. Der Zollbeamte winkte uns zu, und ich hörte ihn verzweifelt immer wieder sagen:

»Schnell fort mit euch! Der macht mich sonst alle. Der macht mich alle!«

Endlich waren wir durch den Zoll und konnten in Birkenfeld am Sitz der Stiftung mit der Verteilung der Blutproben beginnen. Unser stiftungseigenes Labor konnte nur 3 000 Proben annehmen, deshalb mussten wir auch Proben in Partnerlabore bringen lassen. Daraus wurde später eine freundschaftliche und kooperative Zusammenarbeit bis zum heutigen Tage.

Es gab noch ein Nachspiel dieser stressigen, aber interessanten Aktion. Mich riefen in der Stiftung türkische, in Deutschland lebende Fernsehzuschauer an, dankten mir für die Durchführung der Hilfsaktion und bekräftigten, ich hätte mich vollkommen richtig verhalten. Es sei gut gewesen, dass ich den Ablauf beschleunigen wollte. Das freute mich natürlich und hat mir im Nachhinein gutgetan.

Dann hatte diese Aktion noch zwei weitere Nachspiele, eines höchst unerfreulich, das andere sogar tragisch.

Sehr bedauerlich ist, dass hinter dem ganzen Hilfeersuchen wohl eine kriminelle Aktion stand. Dr. Babuna wurde im Jahr 2000 und nochmals 2001 in Seattle transplantiert. Auf jeden Fall sind die Geldspenden der Freiwilligen nie bei uns angekommen. Dabei handelte es sich immerhin um einige Hunderttausend Mark, die unsere Unkosten bei der Untersuchung der Blutspenden decken sollten. Jede Typisierung kostete uns etwa 100 Mark (heute, Stand 2017, dank verfeinerter Methoden etwa 40 Euro). Die Initiatoren des Blutspende-Aufrufs haben offenbar die Geldbeträge der Spender unterschlagen. Türkische Behörden versicherten uns, die Drahtzieher seien gefasst und hinter Gittern, aber sicher kann man da nicht sein, vielleicht sind sie auch längst wieder entlassen. Auf jeden Fall fehlt, wie bereits erwähnt, immer noch der finanzielle Beitrag zur Deckung der Laborkosten. Wie es scheint, wartet auch eine andere große Organisation noch auf die Deckung ihrer Unkosten.

Die getesteten Laborwerte wurden jedoch ordnungsgemäß an die Universität der Türkei übergeben – ohne Gegenwert.

Einige Monate später geschah eine Naturkatastrophe genau in der Gegend, wo die meisten der getesteten türkischen Spender beheimatet waren. Ein schweres Erdbeben mit Zehntausenden Toten führte dazu, dass die meisten Spender dabei ums Leben kamen. Von den 10 400 getesteten Spendern lebten – so sagte man uns – nach der Katastrophe höchstens noch etwa 3 000.

Jordanien

2003: Die *Rheinzeitung* berichtet über die neue Zusammenarbeit mit dem Königreich Jordanien. Besuch in der Hauptstadt Amman im Januar, Gegenbesuch bei uns in der Stiftung im Februar – die Verhandlungen kamen rasch und gut voran.

In Jordanien tritt außer der Leukämie eine weitere Krankheit häufig auf, die typisch für den Mittelmeerraum ist und daher ihren Namen hat: Thalassämie (von griechisch *thalassa*, ›Meer‹). Auch sie kann mit der Stammzell-Transplantation behandelt werden. Mit dem liberalen und fortschrittlichen Land teilten wir besonders gern unsere Erfahrungen. Dabei ging es von Anfang an auch um Stammzell-Transplantation von Fremdspendern, mit der man in Jordanien bis dahin noch keine Erfahrungen hatte.

Wie bei jeder Zusammenarbeit mit anderen Ländern freuten wir uns, dass unsere international vernetzten Datenbanken sich erweiterten und Stammzellspender mit unterschiedlichster ethnischer Herkunft dazukamen.

Es wurde vereinbart, dass wir zunächst auf unsere Kosten 1 000 jordanische Blutproben analysierten und mit vorliegenden Proben verglichen. Eine eigenständige Stammzellspenderdatei wurde in Jordanien nicht aufgebaut.

Aber wir begleiteten den Aufbau eines funktionsfähigen genetischen Labors, das bis heute arbeitet, und einer Spezialklinik. Dr. Udo Vögeler, unserer damaliger Laborleiter und ein erfahrener europäischer Immungenetiker, lud jordanische Wissenschaftler zur Schulung an modernster Apparatetechnik ein.

Insgesamt vier Organisationen bewarben sich um die Zusammenarbeit mit uns. Wir entschieden uns für das King Hussein Cancer Center, das Dr. Samir Khleif leitete. Er hatte beste Beziehungen zur Königsfamilie. In dieser Klinik wurden bald – und werden auch heute – Stammzell-Transplantationen durchgeführt. Heute haben wir außerdem Kontakt mit dem Arab Medical Center und dem Al Khadi Medical Center.

Sollten Leukämie-Patienten in Deutschland oder im Heimatland behandelt werden? Unsere Erfahrung sagte, dass die Heilungschancen im vertrauten Umfeld besser sind. So sprachen wir uns für Letzteres aus.

Besonders freut mich, was Dr. Khleif zum Abschluss seines Besuchs 2003 sagte:

»Weltweit ist mit dem Namen von Stefan Morsch wertvolle Hilfe für Leukämie- und Thalassämiekranke verbunden, Hoffnung vor allem auch für erkrankte Kinder.«

Damaskus

Seit 2002 hatten wir Kontakt mit dem syrischen Arzt Dr. Kamal Rai. Die Idee war, dass wir mit unserem Know-how helfen sollten, in Syrien eine regionale Spenderdatei und dann auch ein Typisierungslabor einzurichten.

Zunächst wurden die mehr als 2400 potentiellen Spender, die sich in Syrien gemeldet hatten, jedoch bei uns in der Stiftung typisiert und auch als Spender registriert.

Nachdem die Zusammenarbeit kontinuierlich und erfolgreich gelaufen war, die Einrichtung einer syrischen Spenderdatei jedoch nicht vorankam, stellte Dr. Rai einen Kontakt zum syrischen Innenministerium her. 2005 kam Dr. Walid Das zu einem Gastaufenthalt nach Birkenfeld, kurz danach reiste ich in einer dreiköpfigen Delegation erstmals nach Damaskus, wo wir Laboratorien besichtigten und Dr. Nabil Sharif, einen erfahrenen Laborarzt im Rang eines Dreisternegenerals kennenlernen durften. Mit ihm zusammen hofften wir, die Zusammenarbeit noch zu intensivieren und die Spenderdatei in Damaskus bald eröffnen zu helfen. Damaskus war eine wunderschöne Stadt zu dem Zeitpunkt, als wir gebeten wurden, dort eine Spenderdatei aufzubauen. In Syrien wurden die genetischen Daten der Spender allerdings mehr für Patienten gebraucht, bei denen die Transplantation einer Niere anstand.

Man empfing unser Team in Damaskus wohlwollend und freundlich. Wir konnten vorab in einem Gespräch mit dem damaligen Gesundheitsminister auch klären, welche zollrechtlichen Bestimmungen in diesem Land zu beachten seien. Der Minister sagte mir zu, die Stiftung habe bei Ein- und Ausfuhr von Material und dergleichen keinerlei Probleme zu erwarten. Es verlief dann auch alles reibungslos.

Wir hatten auch Gespräche mit verschiedenen syrischen Professoren, um sie in der Wirkungsweise der Knochenmark-Transplantation weiterzubilden.

Bei allen weiteren Reisen nach Damaskus wurden wir vor dem Zoll abgefangen und auf einem Sonderweg in die Stadt geleitet. Sehr bald konnten wir feststellen, dass man in Damaskus gut leben konnte, wenn man sich nur zurückhielt und den damaligen Machthaber nicht öffentlich kritisierte.

Damals gab es in der syrischen Hauptstadt Damaskus vier Stadtviertel mit unterschiedlichen Bevölkerungsgruppen: ein jüdisches Stadtviertel, ein christliches, ein islamisches und ein Stadtviertel, in dem alle gemeinsam heimisch waren.

Auf einer der Reisen nach Syrien zog ich mir durch Nahrungsaufnahme eine schwere Magenerkrankung zu. Ich wurde von einem Militärarzt in Generaluniform versorgt, und zwar direkt in meinem Hotelzimmer im besten Hotel der Stadt.

Auch das Stiftungsteam fühlte sich in Damaskus sehr wohl, obwohl wir uns an die dortigen Sitten und Gebräuche anpassen mussten. Einmal konnten wir erleben, dass in einem Restaurant eine Gruppe junger Frauen an einem langen Tisch saß und die dort üblichen Pfeifen rauchte, zwar mit Kopftuch, aber sehr aufgeschlossener Bekleidung.

Dr. Sharif war Experte für Labormedizin, vor allem hatte er viel Erfahrung mit DNA-Tests zur Verbrechensaufklärung. Sein hochmodernes Labor in Damaskus mit zehn Mitarbeitern war nach internationalen Standards zertifiziert; Einsendungen kamen nicht nur aus Syrien, sondern auch aus den arabischen Anrainerstaaten. Dabei wollte Sharif besonders das Potential bezüglich der DNA-Sequenzierung, über das sie bereits verfügten, effektiver nutzen.

Von unserer Seite bestand zuerst vor allem Interesse daran, die guten Kontakte syrischer Ärzte, von denen manche in Saudi-Arabien arbeiteten, zu nutzen. Für kurze Zeit hatte die Stiftung nämlich geplant, auch in diesem Land ein genetisches Labor aufzubauen. Da wir befürchten mussten, mit den dortigen Gesetzen oder Gewohnheiten in Konflikt zu geraten, haben wir nach eingehender Beratung durch Fachleute jedoch von diesem Unterfangen Abstand genommen.

Seit dem Beginn des Bürgerkrieges bestehen nun keinerlei Verbindungen mehr zu Syrien, zu keinem der früheren Mitstreiter, Helfer oder Professoren an der dortigen Universität. Es ist niemand mehr telefonisch oder auf anderem Wege zu erreichen. Wirklich schade. Wie es jetzt den syrischen Leukämiekranken gehen mag, die es natürlich gibt, ist abgesehen von allem Elend, das so viele durch den Krieg erleiden, ein trauriger und hilflos machender Gedanke.

Wie schon erwähnt, waren viele Fachleute aus Syrien (Damaskus) in Birkenfeld, sie haben teils Monate hier in der Stiftung gearbeitet und eine exzellente Ausbildung genossen.

Arbeit in Japan

Meine Tätigkeit für die Stefan-Morsch-Stiftung führte mich unter anderem nach Japan. Auch dort konnte ich Patienten helfen und insbesondere Kontakte zu den Ärzten des Roten Kreuzes knüpfen, die wiederum anderen Menschen nützten. So machte ich die junge Ärztin Dr. Kirsten Zeder mit Professor Kudera in Nagoya bekannt, einer Koryphäe im Bereich der Knochenmarktransplantationen, der auch international bekannt war. Frau Dr. Zeder war glücklich, durch diesen Kontakt fünf Jahre in Japan arbeiten zu können.

Es kam zu einer langjährigen Zusammenarbeit der Stefan-Morsch-Stiftung mit dem Japanischen Red Cross Hospital, auf die wir noch heute stolz sind.

Die japanische Kultur und die Menschen, die ich durch die gemeinsame Arbeit kennenlernte, haben mich tief beeindruckt.

DDR

Vom Beginn der Stiftungsarbeit an hatten wir Kontakte in die DDR, also in deren letzten Jahren 1986 bis 1989. Damals agierten wir manchmal notgedrungen ein wenig am Rand des Legalen, so dass es einige spannende Geschichten gibt, die mit Grenzkontrollen zu tun haben. Meine Frau hat mehrmals Blutproben aus der DDR in ihrem Kosmetikbeutel herausgeschmuggelt. Anders ging es nicht. Wir wurden natürlich kontrolliert, und der Grenzbeamte schaute auch, wie immer, in das Behältnis voller kosmetischer Utensilien, konnte aber das, was er sah, offenbar nicht einordnen. Er sagte: »Alles in Ordnung, Sie können das wieder einpacken.«

Einmal wurden wir beim Rückweg aus der DDR an der Grenze aufgehalten. Plötzlich fand ich meinen Kraftfahrzeugschein nicht mehr, den musste ich aber jetzt zur Ausreise aus der DDR unbedingt wieder vorzeigen. Ich wurde nervös, denn meine Frau hatte auch dieses Mal geschmuggelte Blutproben in ihrer Tasche. Außerdem schafften es die Grenzbeamten irgendwie, jedes Mal eine Atmosphäre der Beklemmung zu erzeugen, wenn sie endlos lange das Passbild studierten und streng immer wieder mit dem Gesicht verglichen. Man hatte stets den Eindruck, man hätte doch etwas verbrochen, auch wenn das gar nicht der Fall war. Ich machte mir Sorgen wegen des fehlenden Scheins. Wo man doch an der DDR-Grenze immer so gesteigerten Wert auf vollständige Papiere legte!

Da kam mir ein rettender Gedanke: »Hier, Ihr Kollege dahinten«, sagte ich zu dem Grenzer und wies auf einen seiner Kollegen, den ich erkannte, »der war bei der Einreise dabei, der kann vielleicht noch wissen, dass ich den Kfz-Schein dabei hatte!« Der Grenzbeamte drehte sich gar nicht erst um, sondern sagte ruhig: »Ja, logisch, sonst hätten Sie ja gar nicht in die DDR einreisen können. Also müssen Sie ihn dabeigehabt haben.« Ich sah ihn erstaunt an und wartete sehr angespannt, was jetzt auf mich zukommen würde. Aber er sagte nur: »Sie können die Grenze jetzt passieren. Aber fahren Sie mal, sobald Sie in der BRD sind, rechts ran und suchen Sie Ihren Kfz-Schein, damit Sie keine Schwierigkeiten mit Ihrer Polizei bekommen.«

Solche Grenzbeamte gab es also auch. Mutig fragte ich ihn noch schnell, ob ich über sein Entgegenkommen unseren Radiohörern etwas erzählen dürfe, denn es warteten schon mehrere Sender, die nach meiner Rückkehr aus der DDR ein Rundfunk-Interview mit mir führen wollten. »Wenn *Sie* keine Schwierigkeiten zu Hause bekommen, uns soll es egal sein«, war seine Antwort.

Diese Reise hatten wir für einen Patienten aus der DDR gemacht, der später in Tübingen transplantiert wurde. Die Behandlung hatte ein Nachspiel. Denn als der Patient – ein junger, noch nicht volljähriger Mann – nach der Transplantation entlassen werden sollte, sagte seine Mutter zu uns: »Es tut mir leid, ich bin Ihnen sehr dankbar, aber ich werde mit meinem Sohn nicht in die DDR zurückgehen.« Sie hatte Bekannte im Saarland und blieb im Westen. Der Vater blieb in Greifswald zurück. Wir erfuhren später, dass die Ehe geschieden wurde.

Nach diesem Knalleffekt erwarteten wir natürlich ein Ende der bis dahin guten Beziehungen. Wir glaubten nicht mehr, Knochenmarkspenden zwischen DDR und Bundesrepublik so reibungslos wie bisher organisieren zu können. Aber es verlief wider Erwarten ganz anders. Sowohl die Zahlungen für die Behandlungen von DDR-Patienten in westdeutschen Kliniken als auch die Ausreisemöglichkeiten für Bürger der DDR zu einer Knochenmark-Transplantation in Westdeutschland standen zu keinem Zeitpunkt in Frage.

Bei einer anderen Reise in die DDR war ich von Professoren eingeladen worden und hatte verschiedenes Video-Material dabei. Später erfuhr ich, dass ich einiges davon gar nicht hätte mitnehmen dürfen, aber es ging gut. Die Professoren fuhren mit mir auf eine einsame Datscha, wo ich ihnen heimlich das Filmmaterial über Stammzell-Transplantation vorführen konnte. Aber sobald jemand draußen herumlief, musste der Projektor sofort ausgeschaltet und alles weggeräumt werden. Es war zu riskant für die DDR-Bürger. Sie fürchteten wohl, jemand könne uns bespitzeln.

Das Lustige war, dass sich nach 1989 herausstellte: Einer dieser Professoren stand wohl selbst mit der Stasi in Verbindung. Er wurde dann nach der Wende enttarnt und verlor seine Spitzenposition in der Klinik, wo er als angesehener Mediziner gearbeitet hatte.

Ich habe später meine »Stasiakte« kommen lassen, um alles nachzulesen, was man über mich zusammengetragen hatte. Demnach habe ich mich doch einigermaßen vernünftig verhalten.

Russland

Schon sehr früh hatten wir gute Kontakte nach St. Petersburg und unterstützten die Kollegen mit Rat und Tat.

Mitarbeiterinnen und Mitarbeiter aus russischen Laboratorien erhielten bei uns in Birkenfeld die Chance sich fortzubilden, die neuesten Verfahren in der HLA-Testung zu erlernen und diese dann in der Heimat anzuwenden. Russische Ärzte konnten mit unserer Unterstützung an deutschen Fachkliniken ausgebildet werden.

Zeitgleich wurden die Proben potentieller russischer Stammzellspender in unserem EFI- und ASHI-akkreditierten Labor getestet, um den Aufbau eines russischen Zentralregisters (nach deutschem Vorbild) zu unterstützen.

Parallel dazu wurde in der Stefan-Morsch-Stiftung auch ein Internationales Spendersuchzentrum für die russischen Kliniken eingerichtet.

Dieser Teil der Stiftung arbeitet seit 2003 für Patienten der russischen Transplantationszentren, zum Beispiel in Moskau und St. Petersburg, und sucht weltweit nach passenden Spendern für die Erkrankten. Schon mehrfach waren auch russische Empfänger von Stammzelltransplantaten zu den jeweiligen Spender-Patienten-Treffen am Sitz der Stiftung anwesend.

Trotz aller guten Kontakte – ich hatte unter anderem ein Treffen mit Michail Gorbatschow in Berlin – dauerte es einige Zeit, bis der Versand von Blutproben aus Russland zur Routineangelegenheit wurde. In der Anfangszeit konnte es durchaus passieren, dass unangekündigt Blutproben bei uns eintrafen, die besorgte Familien mit Freunden im Handgepäck oder in der Hosentasche mit nach Deutschland schickten.

Mittlerweile läuft der Probenversand problemlos mit Genehmigung des Gesundheitsministeriums und wird durch die Kliniken veranlasst.

5 Stammzelldateien in Deutschland und international im Vergleich

Wie entwickelte sich die Stiftung aus den Anfängen bis heute?

Die Stiftung war bekanntlich keine lange geplante Unternehmung – sie begann sozusagen von selbst. Die Notwendigkeiten des Lebens schufen diese Einrichtung. Vorher war aber der entscheidende Impuls von unserem todkranken Sohn Stefan selbst gekommen. Er hatte mitbekommen, wie schwierig die Suche nach einem passenden Spender für ihn war und welche Hindernisse sich vor der Rettung versprechenden Behandlung auftürmten. Da warf er in einem Gespräch die Idee der Spenderdatei ein. Zu der Zeit konnten wir noch hoffen, er würde wieder gesund und könnte selbst für die Spenderdatei tätig werden. Das hätte er sehr gern getan. Leider kam es anders.

Die Aufgabe blieb aber, und indem wir sie ergriffen, schuf die Tätigkeit eine immer wieder erneuerte innere Verbindung mit unserem verstorbenen Sohn.

Meine Frau Hiltrud Morsch erwies sich als geduldige, effektive Netzwerkerin. Auch sie wandelte in der Stiftungsarbeit ihre Trauer in Tatkraft und Hilfe um.

Was fanden wir vor, als wir aus den USA zurückkehrten? Plötzlich war Geld da aus den vielen, vielen Spenden, und außerdem hatte sich herumgesprochen, dass wir uns auskannten. Viele Kranke und ihre Familien wandten sich an uns. So kam uns von Betroffenen immer wieder die große Frage entgegen: Wo sind die Knochenmarkspender?

Zunächst gab es in den ersten deutschen Knochenmarkspender-Dateien nur relativ wenige Spender, die wir vermitteln konnten. Dies änderte sich 1992 mit der Gründung des Zentralen Knochenmarkspender-Registers (ZKRD), zu der wir wesentlich beigetragen

haben. Bis dahin nahmen wir vor allem die Daten der Anthony No-
lan Register in London in Anspruch. (Dort war 1984 auch der
Spender für Stefan gefunden worden.)
Was waren unsere Aufgaben in diesen ersten Jahren?

Spenderdatei – und wer transplantiert?

Wir waren die erste Spenderdatei überhaupt in Deutschland, die
Spenderdaten sammelte und Spender vermittelte.

Anmerkung: Mit »Datei« ist in diesem Buch, wie schon an-
fangs erwähnt, nicht eine Art Computerdatei gemeint, sondern
eine Institution, die eine Liste führt. Wir, ebenso wie die anderen 25 Stammzelldateien in Deutschland, sammeln und ver-
walten Daten von möglichen Stammzellspendern und nennen
uns deshalb auch »Spenderdatei« oder »Stammzellspenderdatei«, manchmal, vor allem in den ersten Jahren, als nur Knochenmark transplantiert werden konnte, auch »Knochenmark-
spenderdatei«.

Am Anfang meldeten sich sehr schnell potentielle Knochenmarkspender bei uns. Es gab aber in Deutschland nur wenige Kliniken,
die Knochenmark-Transplantationen mit Fremdspendern durchführen konnten und wollten. Die Wartelisten wurden zu lang.

So beschlossen wir, in unserer Nähe eine eigene Transplantati-
onsabteilung einzurichten. Bis die erforderliche Genehmigung der
Landesregierung erfolgte, war noch viel Überzeugungskraft nötig.
Man verwies zunächst auf das Universitätsklinikum in Mainz und
eine weitere Klinik in Ludwigshafen, die allerdings zum damaligen
Zeitpunkt nicht in der Lage waren, Fremdspendertransplantatio-
nen durchzuführen. Es gab aber damals keine andere Möglichkeit.
Wir hatten Spender, aber keine Transplantations-Plätze – da mussten wir reagieren.

1994 kam endlich die Genehmigung, und wir konnten als Stiftung und ganz in der Nähe, in der bestehenden Klinik in Idar-Ober-

stein, die Transplantationseinheit starten. Es gelang, dafür einen sehr guten und bekannten Fachmann aus Freiburg hierherzulocken, Professor Dr. Dr. Dr. h. c. Axel Fauser. Er hatte in Kanada gearbeitet, damals nobelpreisverdächtig, im Royal Victoria Hospital der McGill University in Montreal, danach als Privatdozent in Freiburg/Breisgau. Er leitete die Transplantationsklinik bis 2010 und führte bei uns die ersten Knochenmark-Transplantationen durch. Sie waren erfolgreich. Im September 2016 konnten wir zwei Patienten aus dieser Zeit bei einer Pressekonferenz vorstellen. Sie sind vollkommen gesund. Ihre Geschichten habe ich im 4. Kapitel erzählt.

· 1999 regten wir eine Transplantationseinheit am Universitätsklinikum Benjamin Franklin der Berliner Charité an, die Anfang 2002 ihren Betrieb aufnahm. Dasselbe gelang in Flensburg, dort im St.-Franziskus-Hospital seit 2012, sowie in Lübeck in der Universitätsklinik. In Berlin (1999), Flensburg (2011) und Tübingen werden heute Transplantationszentren unter dem Namen »Stefan-Morsch-Station« geführt, weil ihr Aufbau von der Stiftung finanziell unterstützt wurde.

Alle Ärzte, die früher bei uns arbeiteten, haben die Transplantationsarbeit hier von Anfang an miterlebt, wertvolle Erfahrungen gesammelt und sind jetzt an bedeutenden Kliniken in hohe Positionen aufgestiegen: Prof. Dr. Wolfgang Blau in Berlin, Privatdozent Dr. Wenzel Nürnberger in Schwedt in der Klinikleitung, Frau Prof. Dr. Nadezda Basara desgleichen im Malteser Krankenhaus St. Franziskus in Flensburg und nicht zuletzt Dr. Harald Biersack in der Universitätsklinik Schleswig-Holstein in Lübeck. Ich freue mich sehr für sie alle und blicke gern auf die Zusammenarbeit mit ihnen zurück.

1997 zog sich die Stiftung als Hauptgesellschafter aus der Knochenmark-Transplantationsklinik in Idar-Oberstein zurück, die in eine eigenständige GmbH mit dem alleinigen Gesellschafter Städtische Krankenanstalten Idar-Oberstein umgewandelt wurde.

Vermittlung von Patienten an Kliniken

Zunächst konnten wir Patienten, die bei uns Mitte der 80er Jahre anfragten, nur an amerikanische Kliniken vermitteln, da diese die einzigen waren, die die Methode anwendeten. Dann hatten wir unsere eigenen Stationen. Aber bald begannen auch andere deutsche Kliniken, die neue Methode anzuwenden, an die wir ebenfalls Patienten vermitteln konnten. Und dann hatten wir unsere eigene Klinik.

Die Entwicklung eines Computerprogramms zum schnelleren Abgleich der Spender- und Empfänger-Merkmale wurde nötig, und die Stefan-Morsch-Stiftung zögerte nicht bei der finanziellen Unterstützung dieses Projekts. So entstand 1992 in Ulm das Zentrale Knochenmarkspender-Register Deutschland (ZKRD).

Kostenübernahmeverhandlungen mit den Krankenkassen

Wir wollten nicht, dass Kranke solche Probleme hätten wie wir damals bei der Suche nach Hilfe für Stefan. Am Geld sollte es schon gar nicht scheitern. Von Anfang an verfügte unsere Stiftung über finanzielle Mittel, um bedürftigen Patienten und Familien Beträge vorzustrecken oder zu finanzieren, die sie nicht selbst bezahlen konnten.

Die Stefan-Morsch-Stiftung finanzierte alle Suchen und Transplantationen im Ausland vor und rechnete anschließend mit den Krankenkassen ab. Das Gleiche gilt für die optimale Nachsorge, die auf diese Weise sichergestellt wird.

Auch die Typisierung selbst, also die Untersuchung aller Blutproben der Tausenden von Spendebereiten, wird nicht von den Krankenkassen bezahlt. Die Stefan-Morsch-Stiftung übernimmt auch diese Kosten und ist weiterhin auf Spenden angewiesen, um die Typisierungen labormäßig durchführen zu können.

Das Labor

1997 taten wir einen weiteren wichtigen Schritt in der Entwicklung unserer Stiftung: Wir richteten ein eigenes HLA-Labor ein. Der Begriff HLA wurde im Kapitel 3 genauer erklärt; kurz gesagt sind es Oberflächeneiweiße, die sich in unterschiedlichen Kombinationen auf der Oberfläche der weißen Blutkörperchen und Gewebezellen befinden. Auf Englisch heißen sie *Human-Leucozyte-Antigene*, daher die Abkürzung HLA, und sie sind die Merkmale, die darüber entscheiden, ob Sie als Spender für einen der Patienten geeignet sind.

Wir können seitdem selbst die Blutproben unserer potentiellen Spender auf modernste Weise untersuchen, dazu noch schneller und kostengünstiger, und übernehmen die Ergebnisse direkt in unsere Datei.

Das Labor wurde zunächst von Frau Dr. Annette Buhlmann und Dr. Udo Vögeler geleitet, danach von Frau Dr. Angelika Himmel und seit 2011 von Dr. Marco Schäfer. Das Labor ist von der *American Society for Histocompatibility and Immunogenetics* (ASHI) und der *European Federation for Immunogenetics* (EFI) zertifiziert. Damit beweist es seine Qualität und zeitgemäße Ausrichtung. Jährlich werden hier rund 40 000 Typisierungsaufträge bearbeitet – auch für andere Labore. Die Stiftung veranstaltet jedes Jahr einen Workshop für Laborfachkräfte aus Deutschland und dem benachbarten Ausland, die sich hier über den neuesten Stand der Molekularbiologie informieren.

Gute Kontakte zu Ärzten

Wenn sich ein Patient an unsere Stiftung wendet, frage ich nach den bisherigen Untersuchungen und Arztbriefen und gebe das – natürlich mit dem Einverständnis des Patienten – zum Beispiel an unsere ärztlichen Berater weiter. Die sehen sich den Befund an, und zuweilen sind sie anderer Ansicht als die bis dahin verantwortlichen Ärzte. Es kam auch schon mehrmals vor, dass die Patienten von ihren Ärzten sozusagen aufgegeben waren, austherapiert – so ähnlich wie damals Stefan, dass aber einer unserer Ärzte sagte: »Moment, das ist aber noch nicht zu Ende.«

Was ist das ZKRD in Ulm?

Nach dem Vorbild der Stefan-Morsch-Stiftung entstanden nach 1986 bald weitere Spenderdateien in verschiedenen Gegenden Deutschlands. Es war abzusehen, dass man eine zentrale Datenbank brauchen würde. Damals machte man noch serologische Tests, und die Daten wurden noch nicht per Computer erfasst. Prof. Dr. Shraga Goldmann lehrte mich, wie man die Daten für die Typisierung aus einer Blutprobe herausliest. Ein Computerprogramm wurde entwickelt, mit dem man die HLA-Merkmale der Patienten und der Spender aller Dateien rascher abgleichen konnte. Nachdruck verlieh dem Projekt nicht zuletzt die finanzielle Unterstützung der Stefan-Morsch-Stiftung. In Zusammenarbeit mit Prof. Dr. Shraga Goldmann in Ulm entstand so im Mai 1992 das Zentrale Knochenmarkspender-Register (ZKRD).

Lange blieb es ein Problem, die aufwendigen Typisierungs-Aktionen zu finanzieren. Als schließlich die Stefan-Morsch-Stiftung mehr Geld dafür zur Verfügung stellen konnte, entwickelte sich diese Aktivität stürmisch.

Mittlerweile ist das ZKRD die größte derartige Datenbank in Europa. Es sammelt die Daten aller Spenderdateien in Deutschland – auch die der DKMS, die manchmal mit dem Zentralregister verwechselt wird.

Die Daten von mittlerweile über sieben Millionen potentiellen Spendern aus ganz Deutschland werden im ZKRD anonym gespeichert und für Anfragen von Kliniken bereitgehalten.

Um festzustellen, ob einer der Spender für den angefragten Patienten passt, müssen die HLA-Merkmale des Patienten mit denen aller möglichen Spender verglichen werden. Für jedes dieser Merkmale gibt es in grober Auflösung bis zu 50 verschiedene Formen. Jeder Mensch erbt diese verschieden ausgeformten Merkmale doppelt, je eines von Vater und Mutter. Damit ergeben sich zahllose Kombinationsmöglichkeiten. In einer Feintypisierung können noch viel mehr Varianten festgestellt werden.

Ein sogenanntes Matching-Programm (*to match* – englisch für »passen«) ermittelt die möglicherweise geeigneten Spender, bewertet ihre Eignung und stellt daraus eine sogenannte Matchliste zusammen.

Die Suche nach einem passenden Stammzellspender hat zwei Seiten:

- die Seite der Spender, die sich melden und deren Daten gespeichert und zur Auskunft bereitgehalten werden,
- die Seite der Patienten, für die Ärzte/die Klinik/die Sucheinheit nach einem passenden Spender mit größtmöglicher Übereinstimmung suchen.

Die Spender-Seite

Die Suche nach einem passenden Stammzellspender funktioniert nicht wie eine Google-Suche – Eintippen und einige Sekunden später die Ergebnisliste ablesen –, sondern kann eine äußerst komplizierte Aufgabe sein, da die Kombinationsmöglichkeiten der Merkmale ungeheuer zahlreich sind.

Dabei gibt es mehrere Rückfragen, Überprüfungen bei jedem Schritt, und die Untersuchungen werden immer feiner. Die Daten der Typisierung sind recht komplex und umfangreich und müssen nicht einfach nur gespeichert, sondern auch bearbeitet werden.

Außerdem liegt die Typisierung eines möglichen Stammzellspenders teilweise Jahre oder Jahrzehnte zurück. Seitdem sind

a. die Spender älter geworden,
b. haben sich die Anforderungen an die Übereinstimmung geändert. Jedes Jahr schreitet das Wissen darüber voran, welche Merkmale relevant sind. Wurde ein Spender vor 15 Jahren typisiert, sind die neuen Merkmale bei ihm noch nicht molekularbiologisch erfasst.

Nehmen wir an, das ZKRD findet drei potentielle Spender aus dem In- und Ausland, bei denen zehn von zehn Merkmalen übereinstimmen. Diese Liste sendet es an die Sucheinheit. In den letzten Jahren wurden jedoch – aufgrund der fortschreitenden Technik und der Forschung – immer neue Merkmale gefunden, die die Aussichten des Patienten und seine Lebensqualität verbessern. Eine Übereinstimmung jedes neuen Merkmals hilft zwei der fünf großen Risiken zu minimieren, die mit der Stammzell-Transplantation verbunden sind:

- Abstoßung,
- Graft-versus-Host-Reaktion. (Siehe dazu Kapitel 3.)

Vereinfachtes Beispiel, wie die Anfrage der Sucheinheit an das ZKRD lauten könnte:
»Die HLA-Merkmale A und B stimmen bei Spender 1 und Patientin völlig überein, das Merkmal C aber nur zu 98 Prozent. Deshalb interessiert uns Merkmal DRB1. – Spenderin 2 wurde vor kurzem typisiert, hatte aber drei Schwangerschaften, was sie tendenziell weniger geeignet macht. Bitte typisieren Sie die beiden Spender noch einmal nach neuestem Standard.« (Denn als der Spender vor 20 Jahren in die Datei aufgenommen wurde, konnte man einige seither erforschte Merkmale noch nicht untersuchen.) Das tut man jetzt mit molekulargenetischen Methoden. Stimmt der Spender in einem oder mehreren dieser Merkmale mit der Patientin überein, passt er insgesamt am besten von allen, die ähnliche HLA-Merkmale haben.

Was sollte man als Spender beachten?

Daten von neuen Spendern sollte man möglichst schnell weiterleiten, damit sie auch wirksam werden können. Wenn ein Spender neu registriert und seine Blutprobe typisiert ist, kann es sehr schnell gehen, dass er auch als Spender angefragt wird – wenn nämlich ein Patient schon auf jemanden wie ihn wartet. Es kann aber auch Jahre dauern. Wichtig ist, bei seiner Spenderdatei nach einem Umzug immer die neue Adresse zu hinterlassen. *Wenn* man nämlich angefragt wird, kann alles sehr schnell gehen, innerhalb von wenigen Tagen, und die Sucherei nach einem unbekannt verzogenen Spender kann wertvolle Zeit für den Patienten kosten.

Dringend notwendig ist auch eine aktuelle Mobil-Telefonnummer.

- Viele registrierte Spender fragen sich, wie wahrscheinlich es ist, dass sie jemals kontaktiert werden, weil sie als Spender in Frage kommen, und genauere Untersuchungen bei ihnen gemacht werden sollen. Die Wahrscheinlichkeit liegt laut ZKRD bei etwa zehn Prozent.
- In der Stefan-Morsch-Stiftung sind mehr als 400 000 potentielle Spender erfasst.
- Bisher wurden mit Spendern der Stefan-Morsch-Stiftung insgesamt etwa 6 000 Knochenmark- und Stammzellspenden durchgeführt. Etwa 600 Spender pro Jahr können einem Patienten neue Hoffnung geben.

Patienten-Seite – Hilfe durch die Sucheinheit

Die Suche aus der Sicht der Ärzte und Kliniken wurde im Kapitel 3 beschrieben. In der Praxis suchen die Kliniken nicht direkt beim ZKRD. Dafür gibt es – sozusagen als Herrin des Verfahrens – sogenannte Sucheinheiten. Das sind vermittelnde Einrichtungen, die zwischen der Klinik und dem ZKRD angesiedelt sind.

Die Sucheinheit erhält den Suchauftrag, leitet ihn an das ZKRD weiter, erhält die Liste mit potentiellen Spendern, überprüft die Chance der Übereinstimmung, fordert wenn nötig weitere Untersuchungen über das ZKRD an, erhält von der Spenderdatei die Ergebnisse, fordert Blutproben für die abschließende Bestätigungs-Überprüfung an, erhält deren Ergebnis und trifft eine Vorauswahl. All diese Arbeitsschritte würden sowohl die Klinik als auch das ZKRD überlasten. Der Transplanteur wählt schließlich den Spender anhand der Ergebnisse der Sucheinheit aus. Daraufhin »reserviert« das ZKRD den ausgewählten Spender.

Die Suche wird übrigens im ZKRD jede Nacht aktualisiert, weil in Deutschland und weltweit ständig neue Spender dazukommen.

Wurde schließlich ein Spender ermittelt, der so gut mit dem Patienten übereinstimmt, dass seine Stammzellen dem Patienten wirklich eine gute Chance bieten, dann ist die Arbeit noch nicht getan. Zunächst muss der Spender erneut überprüft werden: Stimmen die Ergebnisse seiner damaligen Typisierung? Ist kein Irrtum passiert? Ist er noch gesund? Hat er inzwischen keine Hepatitis durchgemacht, sich nicht mit HIV angesteckt und leidet an keiner anderen Krankheit, die der Spendenfähigkeit im Wege steht?

Sind alle diese Untersuchungen mit gutem Ergebnis abgeschlossen und passt der Spender wirklich zum Patienten, dann wird er für den Patienten »reserviert«.

Wie schon erwähnt, bezahlen die Krankenkassen nichts für die Typisierung, weil diese nicht einem konkreten Patienten zugeordnet werden kann. Für die Spendersuche übernehmen sie aber einen gewissen Betrag: für Beschaffung und Transport von Blutproben, Nachtypisierung von Spendern, die Arbeit der Spenderdateien und die Arbeit des ZKRD.

Was ist die Stiftung Knochenmark- und Stammzellspende (SKD)?

Wie ich im ersten Kapitel geschildert habe, erkannten mich – obwohl Nichtmediziner – in der ersten Zeit der Stiftung die Krankenkassen als Sachverständigen an und schickten mir die Rechnungen aus den USA für die Transplantationen zur Prüfung zu.

In dieser Zeit übernahmen wir als Stiftung die Kosten für sämtliche Transplantationen im Ausland (vor allem Seattle) als Vorausleistungen. Die Vereinbarung mit den Krankenkassen funktionierte gut, wir konnten die Rechnungen problemlos abwickeln und bekamen die Beträge wieder erstattet.

Nach dem Vorbild unserer Stiftung entstanden in Deutschland rasch weitere Spenderdateien. Bis heute sind es insgesamt 26; einige davon sind eingebettet in Universitätskliniken, einige sind als GmbH organisiert, andere wie wir als Stiftung. Aufgrund der demographischen Entwicklung und einer gewissen Überalterung des Spenderpools in den Dateien könnte hier – um Ressourcen zu koppeln – über eine Zusammenlegung insbesondere der kleineren Dateien nachgedacht werden.

Die Erstattungspraxis blieb so bis 1993, als wir zusammen mit dem ZKRD, den Dateien und den Spitzenverbänden der Krankenkassen erstmals eine Vereinbarung zur Wahrung der Chancen aller auf eine Blutstammzell-Transplantation wartenden lebensbedrohlich erkrankten Patienten schlossen: die gemeinnützige Stiftung Knochenmark- und Stammzellspende Deutschland (SKD). Sie koordiniert die Arbeit der verschiedenen Zentren, repräsentiert auf der breiten Basis von derzeit 23 angeschlossenen Dateien die Vielfalt der Stammzellspenderdateien und kann gegenüber den Krankenkassen mit einer Stimme für alle kooperierenden Spenderdateien sprechen.

Als Gründungsmitglied war ich jahrelang aktiv im geschäftsführenden Vorstand tätig. Seit 2010 stellt die Stefan-Morsch-Stiftung mit meiner Tochter Susanne Morsch die Vorsitzende des SKD-Vorstandes.

Auf der Homepage des Zentralregisters in Ulm heißt es sehr treffend über die Rolle der Stammzellspenderdateien in Deutschland:

»Sie halten über Jahre und Jahrzehnte Kontakt zu den bei ihnen registrierten Spendern und betreuen vor allem auch die ausgewählten Spender auf dem Weg zur Spende von Knochenmark oder peripheren Blutstammzellen und danach.

Das enorme quantitative Wachstum des Datenbestandes des ZKRD ist das Verdienst der Spenderdateien, die damit die Grundlage für unsere Arbeit und die Leistungsfähigkeit des gesamten deutschen Systems der Blutstammzellspende schaffen.«

Hat sich die Öffentlichkeitsarbeit in den letzten Jahren verändert?

Auf der Homepage der Stefan-Morsch-Stiftung* und auf unserer Facebook-Seite berichten wir fast täglich von neuen Typisierungsaktionen und interviewen unsere Stammzellspender, wenn sie dazu bereit sind. Besonders freuen wir uns, wenn wieder ein Spender-Empfänger-Treffen möglich wird. Auch darüber berichten wir gern.

---

* https://www.stefan-morsch-stiftung.com/

Wie von Anfang an begleiten und unterstützen uns bei allen Aktionen, die Öffentlichkeit brauchen, die Zeitungen, Radio- und Fernsehsender der Region, also vor allem die *Rheinzeitung*, der SWR und das Fernsehen des Saarländischen Rundfunks (SR Fernsehen).

Das Jubiläum 2016

2016 beging die Stefan-Morsch-Stiftung ihr 30-jähriges Bestehen. Zunächst gab es im August 2016 einen Tag der offenen Tür. Aber das eigentliche große Fest feierten wir im September zusammen mit den Menschen in der Region sowie Vertretern aus der Politik, der Wirtschaft und den Vereinen, die unsere Stiftung von Anfang an ermöglicht und unterstützt haben. Stefans Schwester Susanne vom Vorstand der Stiftung fand dazu diese treffenden Worte:

> »In unserer täglichen Arbeit erleben wir die ganze Bandbreite des Lebens – Schmerz, Verzweiflung und Trauer, aber vor allem auch Solidarität, Glück, Hoffnung und Lebenslust. Und genau diese Hoffnung und diese Lebenslust stehen an diesem Abend im Mittelpunkt.«

Auch in den USA hat man anlässlich unseres Jubiläums an uns gedacht. Besonders die Fernsehjournalistin Kathy Marshall hatte damals intensiv, teils täglich, über Stefan berichtet. Sie erinnerte sich nach 30 Jahren immer noch an uns und schickte eine Grußbotschaft. Das hat mich sehr bewegt, es versetzte mich für kurze Zeit ganz lebendig in die Zeit von damals zurück.

Stefan-Morsch-Stiftung im Vergleich

- Die Stefan-Morsch-Stiftung ist die älteste und die zweitgrößte Spenderdatei Deutschlands.
- Dem Zentralen Knochenmarkspender-Register Deutschlands (ZKRD) in Ulm obliegt die zentrale Verwaltung der Daten aller deutschen Dateien. Also meldet auch die Stefan-Morsch-Stiftung ihre Spenderdaten anonymisiert dorthin.

- Uns als Stiftung geht es, schlicht gesagt, nicht ums Geldverdienen. Wir haben als Stiftungsziel nicht, reich zu werden. Wir sind insgesamt rund 70 Mitarbeiterinnen und Mitarbeiter, die leben müssen. Aber Gewinnmaximierung ist nicht etwas, das uns beschäftigt, darauf müssen wir unsere Energie nicht verwenden. Wir können unsere ganze Kraft und Zeit darauf verwenden, Menschen zu helfen, die durch ihre schwere Erkrankung in eine existentiell bedrohliche Lage gekommen sind.
- Wir führen die Typisierungen durch: auf hohem technischem Niveau, schnell und auf dem neuestem Stand, auch was die IT betrifft.
- Die Stefan-Morsch-Stiftung ist seit einigen Jahren Sucheinheit für mehrere Kliniken in Deutschland. Wir managen, unter Einbeziehung des ZKRD in Ulm, die internationale Suche unter allen 26 Millionen potentiellen Spendern auf der ganzen Welt.
- Außerdem gibt es bei uns im Haus eine Internationale Sucheinheit. Hier suchen wir weltweit für verschiedene Kliniken im Ausland nach passenden Stammzellspendern.
- Bei uns sagt schon der Stiftungsname, dass wir unsere Aufgaben weit fassen: »… für Leukämie- und Tumorkranke«. In unserer Satzung steht die Förderung des Gesundheitswesens als einer der ersten Punkte. So können wir auch für Kranke aktiv werden, die andere Krankheiten haben. Wir können uns umfassend um die Nachsorge kümmern, also die Patienten, wenn nötig, woanders unterbringen, damit sie nicht nach erfolgreicher Behandlung einer Infektion zum Opfer fallen, wie es unserem Sohn geschehen ist.
- Die Stiftung kann auch Forschungsprojekte unterstützen – damit die Behandlung und damit die Erfolgsaussichten immer besser werden.
- Wie ich immer gern sage: Wir als Stiftung sind nahe dran am Patienten. Vor allem im 4. Kapitel habe ich erzählt, dass ich, wenn gewünscht, zu den Patienten hinfahre und mit allen rede. Man kann auch jederzeit mit seinen Fragen bei mir anrufen, ich teile gern meine Erfahrungen. Hygiene ist nach einer Stammzell-Transplantation lebenswichtig. Wenn wir feststellen, ein Patient kann eine Maßnahme nicht finanzieren, zum Beispiel eine Renovierung seiner Wohnung oder gar einen Umzug, was beides not-

wendig werden kann, dann helfen wir auch finanziell, und zwar schnell und unkompliziert. Ich tue das aus meiner eigenen bitteren Erfahrung heraus – und gern auch, wenn die Krankenkasse nicht zahlen will. Ich habe sehr gute Verbindungen zur Presse, die stelle ich gern zur Verfügung, wenn jemand Schwierigkeiten hat mit der Krankenkasse, vom Vermieter oder Ähnlichem. Damals mit Stefan galt ja auch: Wenn die Medien nicht gewesen wären, wäre alles anders geworden.

- Wir kümmern uns auch um das Wohl unserer Blutstammzell- beziehungsweise Knochenmarkspender, fühlen uns für ihre unversehrte Gesundheit verantwortlich und stehen immer als Ansprechpartner zur Verfügung.

- Unsere Stiftung hat immer die neueste Technik. Wenn ein neues System kommt, wird es hier angeschafft. Wir konnten dann jedes Mal die Abläufe wieder beschleunigen und verfeinern. Das jetzige System, *Next Generation System*, ist ein Beispiel.

- Man muss stets darauf achten, dass man Stammzellspender hat, die auch geeignet sind. Manche Dateien akzeptieren auch ältere Spender. Es klingt nicht so angenehm für jemanden, der schon älter ist und der ja mit seiner Bereitschaft etwas Gutes tun will: Aber schon in wenigen Jahren, spätestens mit 61, fallen diese Spender heraus aus der Gruppe derjenigen, die wirklich einem Kranken nützen können. Ihre Daten müssen dann bei der Spenderdatei aussortiert werden, was jedes Mal viel Arbeit macht, denn es gibt von den Stammzellspendern nicht nur ein paar Daten im Computer, sondern von den Laboruntersuchungen auch verschiedene Papierdokumente, die alle herausgesucht werden müssen. Wir gehen jetzt viel in Schulen, mehr als früher, weil wir erkannt haben, dass junge Spender besser geeignet sind. Ihre Zellen haben einfach mehr Erfolgsaussichten, und das kann man auch medizinisch begründen (siehe Kapitel 3).

- Jede Typisierung kostet Geld, vor allem Laborkosten, denn sie ist ein hochtechnischer, anspruchsvoller Vorgang, der auch qualifiziertes Personal erfordert. Etwa 50 Euro kostete jahrelang jeder Spender bei der Erstregistrierung, heute ist es durch ein verfeinertes System günstiger geworden und kostet jetzt nur noch etwa 40 Euro (wie gesagt, haben wir zur Zeit über 400 000 registrierte Stammzell- oder Knochenmarkspender.) Weil die Krankenkassen, wie erwähnt, für die Typisierungen nicht bezahlen, müssen alle Spenderdateien durch Geldspenden finanziert werden. Wir sind unseren finanziellen Spendern sehr dankbar, dass sie unsere Arbeit möglich machen.

Manche, die sich als Stammzellspender melden, sind enttäuscht, wenn sie nicht für eine Transplantation ausgewählt werden. »Ich bin doch kerngesund!«, sagt so jemand vielleicht. Das mag sein, aber es geht nicht nur danach. In Kapitel 3 finden Sie beschrieben, wie die Transplanteure vorgehen müssen, um das Risiko für den Empfänger niedrig zu halten, die Erfolgsaussichten aber hoch.

Ein Stammzell-Transplantation ist alles andere als ein Spaziergang. Dem Patienten geht es monatelang immer wieder schlecht. Und wenn man schon so etwas durchmachen muss, soll die Belastung so niedrig wie möglich sein. Belastung und Risiko wären hoch, wenn weniger Merkmale übereinstimmten, und sie wachsen auch, je älter der Spender ist. Am besten verläuft die Transplantation bei jungen, männlichen Spendern zwischen 18 und 25 Jahren, das ist die Erfahrung, und daran kann man nichts ändern. Trotzdem suchen wir weiter auch Stammzellspender*innen*, um die Chancen für alle Leukämiekranken zu vergrößern.

- Unsere Teams sind täglich in ganz Deutschland unterwegs und versuchen, über Sportvereine und dergleichen möglichst viele junge Menschen zu finden, die bereit sind, Stammzellen oder Knochenmark zu spenden. Das schaffen wir durch persönliche Besuche, Gespräche, Vorträge – immer wieder. Das Wissen muss verbreitet werden. Es muss sich herumsprechen, wie wichtig es ist und dass am besten jeder gesunde jüngere Mensch sich meldet. Und selbst wenn letztlich nur wenige als Spender gebraucht werden – jede meiner vielen Fahrten zu Sportvereinen hat sich gelohnt. Häufig fahre ich auch zu Schulen und halte Vorträge, oft vor 300 Schülern. Eine der typischen Fragen ist dann: »Wenn ich Stammzellen spende – muss ich dann dorthin fahren, wo der Patient ist?« Wie bereits erläutert, ist das nicht erforderlich . Das Transplantat wird hier bei uns abgenommen oder in einer geeigneten Klinik in der Nähe und dann per Kurier in die Klinik transportiert, wo der Empfänger behandelt wird. Wo und wer das ist, erfährt der Spender zunächst gar nicht.

- Etwas ganz Besonderes sind die Spender-Empfänger-Treffen die ab und zu hier in der Stiftung stattfinden, wenn es dem Empfänger besser geht und beide das möchten. In Deutschland erlaubt es das Gesetz, dass sie sich kennenlernen (anders ist es bei Organspenden). In Frankreich und den Beneluxländern ist es nicht erlaubt, den Kontakt herzustellen, aber Patienten aus Amerika, Russland, Australien und anderen Ländern waren schon hier. Bei den Spendern ist es einfacher, die meisten leben in Deutschland, und sie kommen auch gern zu einem Treffen.

Der Wunsch nach einer Begegnung muss gleichermaßen vom Spender und vom Empfänger ausgehen. Viele geheilte Patienten haben das Bedürfnis, ihren Spender kennenzulernen und sich persönlich bei ihm zu bedanken.

Auch für unsere Mitarbeiter ist es etwas ganz Besonderes, die Folgen ihrer Arbeit direkt zu erleben. Wenn die zwei Menschen zusammentreffen, deren Schicksal nun für immer unauflöslich eng verbunden ist, ist das sehr berührend. Den Spendern wird oft erst in diesem Moment klar: »Wenn ich das nicht gemacht hätte, würde dieser Mensch nicht mehr leben.«

Aktuelle Probleme

Wir haben heute fast 70 Mitarbeiterinnen und Mitarbeiter. Außerdem haben wir Teams, die bei Blutspendeaktionen die Blutspender fragen, ob sie sich bei uns als Stammzellenspender typisieren lassen wollen. Andere Teams gehen in die Schulen, da bin ich, wie erwähnt, auch oft dabei; als früherer Schuldezernent hatte ich viel mit Jugendlichen zu tun und kann diese, glaube ich, auch gut ansprechen.

In unserer Anfangszeit hatten wir vor allem viele Mütter als Spenderinnen. Das ist gut zu verstehen: Mütter sind besonders gut motiviert, weil sie sich vorstellen können, wie furchtbar es ist, ein Kind durch eine Krankheit zu verlieren. An unseren Statistiken kann man jedoch sehen, dass Frauen viel seltener als Spenderinnen ausgewählt werden als Männer. Den Grund haben wir im medizinischen Teil (Kapitel 3) erklärt. Wir nehmen, so leid es uns tut, ältere Frauen nur selten als Spenderinnen auf, weil wir vorher schon wissen, dass der Transplanteur sie später wahrscheinlich nicht auswählen wird. Und da müssen wir auch die Kosten berücksichtigen, die für jede Typisierung anfallen. Manche Dateien haben da einen Überhang. Wir vermeiden das inzwischen von vornherein.

Dennoch brauchen wir weiter Frauen in den Stammzellregistern, um die Chance zu erhöhen, für jeden Patienten einen Spender zu finden. Eine Blutzellenspende, die nicht hundertprozentig passt, ist immer noch viel besser als gar keine.

Was noch eine wichtige Rolle spielt, ist die Abstammung. Wer einen Elternteil hat, der nicht aus Europa kommt, kann vielleicht Stammzellspender für jemanden werden, der eine ähnliche – seltene – Kombination von genetischen Merkmalen hat. In diesem Fall sollten sich auch Frauen melden, selbst wenn sie Schwangerschaften hatten.

Ausblick

Dank der Forschung konnten immer mehr Medikamente und Behandlungsmöglichkeiten für Leukämie- und Tumorpatienten gefunden werden. Leider sind die Spezialisten aber auch heute noch nicht in der Lage, alle Patienten zu retten und zu heilen – sei es durch Medikamente, sei es durch Stammzelltransplantation. Wobei ich mir sehr wünschen würde, dass die Patienten auch bald auf die Stammzelltransplantation verzichten könnten. Bis dahin, soviel ist sicher, kämpfen wir weiter für die Patienten, und zwar weltweit!

Dank

Mein besonderer Dank gilt

- Dr. Harald Biersack, Bereichsleiter der Hämatologie/Onkologie im Universitätsklinikum Schleswig-Holstein in Lübeck, der kostbare Zeit aufgewendet hat, um die medizinischen Abschnitte dieses Buches zu prüfen. Das Buch enthält auch Formulierungen und Skizzen von ihm, die er in jahrelanger Praxis entwickelt und freundlicherweise zur Verfügung gestellt hat. Sollten sich dennoch fachliche Fehler im Text finden, liegt die Verantwortung dafür natürlich bei mir.

- Kurt Beck, dem ehemaligen Ministerpräsidenten des Landes Rheinland-Pfalz, der sich seit vielen Jahren für die Stiftungsarbeit interessiert und für die Aufgaben und Ziele der Stiftung einsetzt. Er war spontan bereit, das Vorwort zu diesem Buch zu schreiben.

- Prof. Dr. Norbert Graf, Prof. Dr. mult. Axel A. Fauser, Dr. Regina Geiss-Dreier, Dr. Horst Schmalfeld, Dr. Kirsten Zeder und Dr. Klaus Hoebbel, die alle mit ihren Beiträgen zur Gestaltung beigetragen haben.

- den Patienten und Spendern Maurice Klar, Carolin Malkemper, Karl Saur und Martin Zepf und meiner früheren Mitarbeiterin Frau Elisabeth Pfaff (Terboven), die mir bei der Gestaltung des Buches wesentliche Hilfe geleistet hat.

- Walter Fabritius von der KG Bad Breisig, der die Stiftung seit 30 Jahren wirkungsvoll unterstützt und meiner Tochter Susanne Morsch für ihre Hilfe bei der Dokumentation.

- nicht zuletzt den Mitarbeiterinnen und Mitarbeitern der Stefan-Morsch-Stiftung, ohne deren qualifizierten und beherzten Einsatz nichts von alledem möglich wäre.